L'ŒIL DIATHÉSIQUE

BIBLIOTHEQUE DE LA NUTRITION

PUBLIÉE SOUS LA DIRECTION

Du Docteur **F. de GRANDMAISON**

———

DE GRANDMAISON. — **L'Albuminurie goutteuse**, in-8°, **4 fr.**

GIRAUD. — **L'Œil diathésique**, in-8°, **4 fr.**

En préparation :

E. GAUTRELET. — **Physiologie Uroséméiologique**.

PASCAULT. — **L'Arthritisme par suralimentation**.

BATUAUD. — **La Neurasthénie génitale féminine**.

ROESER. — **La Chimie alimentaire**.

BIBLIOTHÈQUE DE LA NUTRITION

L'ŒIL DIATHÉSIQUE

RELATIONS DE LA DIATHÈSE

AVEC LES

AFFECTIONS DES ORGANES DE LA VISION

PAR

Le Dr Fernand GIRAUD

PARIS

A. MALOINE, ÉDITEUR

25-27, RUE DE L'ÉCOLE-DE-MÉDECINE, 25-27

1906

L'ŒIL DIATHÉSIQUE

CHAPITRE PREMIER

ANATOMIE SOMMAIRE DES ORGANES DE LA VISION

SOMMAIRE. — I : *Globe oculaire.* — Définition de l'œil. — Membranes de l'œil. — Sclérotique. — Cornée. — Choroïde. — Iris. — Rétine. — Milieux de l'œil. — Chambre antérieure. — Humeur aqueuse. — Pupille. — Chambre postérieure (virtuelle). — Cristallin. — **Corps** vitré. — Zone de Zinn. — Vaisseaux et nerfs de l'œil.

II. ANNEXES DE L'APPAREIL DE LA VISION. — 1° *Paupières* : Orbiculaire et releveur des paupières. — Cartilage tarse. — Ligament large. — Glandes de Meïbomius et glandes ciliaires.

2° *Appareil lacrymal* : Glande lacrymale. — Canaux de la glande lacrymale. — Sac lacrymal. — Conduits lacrymaux. — Sac lacrymal. — Muscle de Horner. — Canal nasal.

3° *Conjonctive* : Conjonctive palpébrale. — Caroncule. — Conjonctive bulbaire ou oculaire. — Aponévrose orbito-oculaire. — Capsule de Tenon.

4° Muscles oculo-moteurs. — Muscles droits. — Muscles grand et petit oblique.

L'appareil de la vision concourant au sens de la vue se compose de deux parties : le globe oculaire et ses annexes.

I. — GLOBE OCCULAIRE

L'œil est une sphère presque régulière sur laquelle est apposée antérieurement une cupule en saillie, la cornée, qui s'y insère comme le verre d'une montre.

L'œil est constitué par des membranes superposées et concentriques au nombre de trois renfermant des parties centrales, appelées milieux.

Ces membranes sont ainsi disposées de dehors en dedans :

1° Membrane fibreuse ou sclérotique et cornée ;

2° Membrane vasculaire et musculaire ou choroïde et iris ;

3° Membrane nerveuse ou rétine.

Les milieux de l'œil sont de deux sortes, fluides ou solides. Il y a aussi des espaces vides ou organes virtuels qui sont la chambre antérieure remplie par l'humeur aqueuse, la pupille qui est un orifice, la chambre postérieure qui n'existe pas en réalité et derrière laquelle on trouve le cristallin et, plus en arrière, le corps vitré.

1° *Sclérotique.*

La plus extérieure de ces membranes est la sclérotique constituée par un tissu fibreux de couleur blanche et résistant au point d'être presque inextensible, en rapport extérieurement avec l'aponévrose orbitooculaire et servant à l'insertion des tendons des muscles oculo-moteurs.

Intérieurement elle est séparée de la deuxième membrane sous-jacente par une faible couche de tissu cellulaire, appelée lamina fusca, et appartenant plutôt à la choroïde.

C'est la sclérotique qui dans son orifice antérieur reçoit la cornée qui s'y insère, elle-même, comme le verre de la montre dans la rainure métallique du boîtier, ici appelée limbe scléro-cornéen.

Elle est traversée en maint endroit par des nerfs et des vaisseaux, et notamment par le nerf optique.

La sclérotique est constituée par des fibres élastiques et du tissu cellulaire.

2° Cornée.

La cornée, membrane transparente de l'épaisseur d'un millimètre environ, est placée en avant de la sclérotique et présente une surface antérieure convexe, lisse de 11 millimètres de diamètre environ dans le sens vertical, de 12 millimètres dans le sens transversal.

Sa surface postérieure est concave et baignée par l'humeur aqueuse.

Tous ses diamètres sont de 13 millimètres en moyenne.

Sa circonférence est en rapport avec la sclérotique qui l'enchatonne et, ses éléments se marient alors au point que les fibres de la cornée se continuent avec celles de la sclérotique.

La cornée transparente est constituée par cinq couches, qui sont, en allant d'avant en arrière : 1° la membrane épithéliale ; 2° la lame élastique antérieure ; 3° la couche cornéenne ou cornée proprement dite ; 4° la lame élastique postérieure ; 5° la membrane de Descemet, appelée aussi membrane de Demours.

La membrane épithéliale est constituée par de l'épithélium pavimenteux stratifié, continuation de l'épithélium conjonctival.

La lame élastique antérieure ou de Bowmann faisant suite au tissu de la conjonctive, dont elle continue la portion dermique, est élastique et mince.

La couche cornéenne est constituée par du tissu tout à fait spécial, appelé tissu cornéen, dont les éléments sont les fibres de tissu conjonctif identiques au tissu des fibres élastiques de la choroïde, et qui se marient à la périphérie avec celles de la sclérotique, dont elles ne se distinguent plus alors.

Ces fibres forment des lamelles, entre lesquelles on distingue des corpuscules étoilés, s'anastomosant entre eux par leurs prolongements creux.

La lame élastique postérieure, ou lame de Bowmann, est une mince couche située entre le tissu propre de la cornée et la membrane de Descemet.

C'est elle qui forme *l'annulus tendinosus* de Döllinger, constituant à son tour la paroi postérieure du canal de Schlemm.

La membrane de Descemet, ou de Demours, est constituée par une simple couche d'épithélium pavimenteux à cellules hexagonales accolées régulièrement à la face interne de la lame élastique de Bowmann.

La cornée ne possède pas de vaisseaux propres, mais seulement des anses vasculaires qui appartiennent à la conjonctive et viennent irriguer la lame élastique antérieure jusqu'à 1 ou 2 millimètres du bord de la cornée.

En revanche, elle possède des nerfs extrêmement fins, ayant pour siège principal la surface sous-épithéliale antérieure ; ce qui explique la douleur aiguë provoquée par les ulcérations superficielles de cet organe.

3° *Choroïde.*

La choroïde est une membrane vasculaire séparant la rétine et la sclérotique et concourant à former la coque oculaire, dont elle est principalement la membrane nourricière.

Elle est composée d'une face externe ou scléroticale et adhère à la sclérotique par une couche celluleuse, ou lamina fusca, et par les vaisseaux et les nerfs qu'elle lui fournit.

La face interne, ou rétinienne, est en contact avec la rétine, mais sans adhérence avec elle,

Elle est lisse et noire foncée, alors que sa face scléroticale est mamelonnée et pourvue de prolongements celluleux.

L'extrémité antérieure de la choroïde est circulaire et épaissie par rapport aux parties moyenne et postérieure. Elle se dédouble alors en deux feuillets et forme le muscle ciliaire ou tenseur de la choroïde ; le second feuillet plissé, gauffré, forme les parois ciliaires qui circonscrivent le cristallin et la zone de Zinn.

Elle s'étend aussi par une mince couche sur la face postérieure de l'iris, qu'elle tapisse d'une couche noire et lisse, analogue à la lamina fusca et alors appelée uvée.

Sa structure est très intéressante et mérite une description sommaire, pour que l'on puisse comprendre l'importance des lésions de cet organe essentiel, qui, dans l'œil, constitue l'analogue de la chambre d'un appareil photographique, dont la rétine serait la plaque de verre sensibilisée.

La choroïde, dans ses parties postérieures, se compose de plusieurs couches, qui sont : la couche pigmentaire externe, la couche vasculaire, la couche élastique ou anhyste et, enfin, la couche pigmentaire interne.

La couche pigmentaire externe, comme son qualificatif l'indique, est cellulo-pigmentaire et livre passage aux artères ciliaires longues postérieures. ainsi qu'aux nerfs ciliaires.

La couche vasculaire comprend de nombreux vaisseaux et le stroma de la choroïde.

La couche élastique, constituée par une lame élastique, comme celle de la cornée, donne un point d'appui à la couche pigmentaire interne, formée elle-même par une couche plus épaisse, plus fournie de cellules pigmentaires hexagonales régulières.

Le muscle ciliaire ou tenseur de la choroïde se compose de deux sortes de fibres : les fibres antéro-postérieures et les fibres circulaires et d'un grand nombre de nerfs. On y rencontre aussi l'ora serrata, portion du muscle ciliaire à bord festonné, dentelé qui correspond à la terminaison de la rétine qu'il semble vouloir fermer comme une bourse.

Bien que le mécanisme de l'accommodation ne soit pas encore expliqué d'une façon absolument plausible, il y a lieu de penser que le muscle ciliaire est le principal facteur de cette fonction importante de l'organe de la vision.

Les procès ciliaires, ou replis du muscle ciliaire, situés à sa face interne au nombre de 75 environ, constituent la couronne ciliaire, et par leur contraction doivent aussi concourir à modifier la courbure du cristallin selon les besoins de son adaptation à la vision aux différentes distances.

4° *Iris*.

L'iris est une mince membrane musculo-vasculaire, percée presqu'au centre d'un orifice de dimensions variables, et destinée à régler le jeu de la lumière sur la rétine.

Il présente une face antérieure un peu convexe, comme le cristallin, qu'elle recouvre et sur lequel elle se moule, dans certains cas surtout.

Sa couleur, en rapport avec le teint du sujet, est variable comme lui et va du brun noir au bleu faïence, en passant par le chatain et le bleu gris.

L'iris accuse toujours une portion annulaire plus foncée, appelée anneau coloré interne et, en dehors, au niveau de son insertion sur la sclérotique, un anneau coloré externe plus clair.

La face postérieure concentrique à la face antérieure est un peu concave et recouverte par l'uvée.

Le stroma iridien est un tissu propre additionné de vaisseaux et de nerfs, recouvert en avant par une lame irrégulière analogue à la surface épithéliale de la membrane de Demours, dont elle ne serait que le repli en arrière.

Le tissu propre de l'iris est composé de fibres cellulaires flexueuses, s'étendant concentriquement et en rayons de l'insertion de l'iris vers le bord libre de la pupille et de fibres musculaires radiées et circulaires, dont les contractions alternatives concourent à la mobilité de la pupille.

Les fibres circulaires lisses contractent la pupille et constituent le sphincter irien, facteur du myosis pupillaire.

Les fibres radiées constituent le dilatateur de la pupille et produisent la mydriase.

5° *Rétine*.

La rétine est une mince membrane grisâtre, comparable à une toile d'araignée, et la plus centrale concentriquement du globe oculaire.

Elle est maintenue adhérente à la choroïde par le corps hyaloïde, qui est en contact avec toute sa surface interne, l'externe étant en rapport avec la deuxième membrane de l'œil, la choroïde.

La rétine présente trois portions de sa surface, qui sont particulièrement importantes :

La papille, de forme circulaire, couleur blanc rosé, saillante sur les bords, déprimée au centre et donnant passage à des vaisseaux (artères et veines de la rétine).

La tache jaune ou macula lutea un peu plus étendue, de couleur jaune (d'où son nom) et située au centre de la surface rétinienne.

La fossette centrale marque le point central de la tache jaune elle-même et se présente sous la forme d'une dépression si accentuée qu'elle donne l'aspect d'un trou foré dans la rétine déjà très mince en cet endroit. C'est pourquoi elle a été surnommée aussi *foramen centrale*.

La structure de la rétine est composée d'éléments variés : 1° une substance conjonctive ; 2° des éléments nerveux ; 3° des vaisseaux.

La substance conjonctive ou stroma de la rétine est constituée par du tissu conjonctif contenu entre deux membranes minces, appelées membrane limitante externe et membrane limitante interne.

La membrane limitante externe en rapport immédiat avec la choroïde, qu'elle tapisse laisse passer dans sa trame les cônes et les bâtonnets.

Les éléments nerveux constituent quatre couches différentes, superposées ou intriquées dans l'ordre suivant et de la périphérie au centre ; une couche de fibres nerveuses émanant du nerf optique dont elle n'est qu'un épanouissement, et appelée couche fibreuse ; la couche ganglionnaire, composée de cellules nerveuses ; la couche granuleuse et, enfin, la couche des cônes et des bâtonnets, ainsi dénommés à cause de leur forme quasi-géométrique.

Du centre de la papille du nerf optique émergent l'artère et la veine centrales de la rétine, qui se divisent, aussitôt leur sortie, en deux branches principales, l'une supérieure et l'autre inférieure.

On observe, quelquefois et souvent même, un plus grand nombre de ramifications des vaisseaux centraux de la rétine, qui forment ensuite un réseau capillaire, s'épanouissant sous la membrane limitante interne et donnant à la rétine son aspect de membrane, essentiellement vasculaire.

Une artériole se dirige en général vers la macula et porte le nom spécial d'artère de la macula.

Elle joue un rôle important dans les hémorragies si graves de cette portion de la rétine.

Chambres antérieure et postérieure.

En arrière de la cornée et en avant de l'iris, se trouve un espace rempli de liquide sécrété par la membrane de Descemet, espace appelé chambre antérieure et correspondant à l'espace qui sépare dans une montre ancienne le verre bombé du cadran.

La chambre postérieure, virtuelle à l'état physiologique, mais réelle dans certaines affections ou certains états transitoires de l'œil, est l'espace très limité, qui sépare la face postérieure de l'iris et l'uvée de la cristalloïde antérieure, qui lui est accolée sans adhérence anatomique.

L'humeur aqueuse, qui est secrétée très activement et se renouvelle très rapidement, représente le volume de 9 à 10 gouttes de liquide incolore et transparent, analogue à l'eau et contenant une quantité infinitésimale d'albumine et de sels.

Cristallin.

Le cristallin est un corps transparent en forme de lentille biconvexe, placé en arrière de l'iris, en avant du corps vitré.

Il est maintenu en place entre ces deux organes par la membrane hyaloïde, en arrière, et la zone de Zinn, en avant.

Le petit espace libre formé par l'adossement de ces deux membranes, qui se rejoignent, s'appelle le canal godronné de Petit.

Le cristallin proprement dit est inclus dans un petit sac à parois transparentes, aussi appelé capsule du cristallin et formé par deux feuillets ou cristalloïdes antérieure et postérieure.

Corps vitré.

Le corps vitré est une substance demi-consistante comme du blanc d'œuf, occupant le centre de l'œil, et constituant, en tant que volume, le principal de ses milieux.

Cette portion fluide du corps vitré, appelée humeur

vitrée, est contenue dans une membrane transparente et mince, appelée membrane hyaloïde, dont les rapports avec les organes voisins sont les mêmes que ceux énoncés déjà pour le corps vitré lui-même.

La zone de Zinn que certains auteurs rattachent à la membrane hyaloïde comme constitution anatomique, est décrite par d'autres comme une membrane indépendante comparable à l'iris pour sa forme et sa situation.

Elle présente, comme l'iris, en effet, une grande circonférence, un espace vide, simili pupillaire, et une petite circonférence.

Sa grande circonférence se continue avec la rétine au niveau de l'ora serrata ; sa petite circonférence recouvre le cristallin sur sa face antérieure.

Vaisseaux de l'œil.

L'œil, comme la plupart des organes du corps humain, est sillonné par des artères, des veines et des capillaires.

Les artères du globe oculaire sont fournies par l'artère ophtalmique.

Les veines sont tributaires de la veine ophtalmique.

Nous avons déjà parlé des veines et des artères de la rétine ; mais l'œil est en outre irrigué dans l'épaisseur de ses membranes par les artères ciliaires courtes postérieures, qui traversent la sclérotique autour du nerf optique et arrosent cette membrane et la choroïde jusqu'au procès ciliaire, avec quelques ramifications dans l'iris lui-même.

Les artères ciliaires longues postérieures, au nombre de deux, ainsi appelées, parce qu'elles ont un trajet plus long, traversent la sclérotique au même niveau, mais en des points différents des ciliaires courtes postérieures et cheminent entre la sclérotique et la choroïde sur les côtés interne et externe du globe, se bifurquent au niveau du muscle ciliaire, et les deux bifurcations latérales arrosent chacune un segment interne ou externe de l'iris, où elles forment le grand cercle artériel de l'iris, complété par les ramifications des ciliaires courtes antérieures.

Les ciliaires courtes antérieures, dont s'agit, viennent des artères musculaires, pénètrent et traversent la sclérotique au niveau des tendons des muscles oculo-moteurs, droits supérieur et inférieur, et forment avec les ramifications déjà citées des artères ciliaires longues postérieures, le grand cercle de l'iris, et par ricochet aussi le petit cercle de l'iris, formé par les rameaux et anastomoses entre elles des branches terminales de ces différentes artères devenues artérioles.

Les veines du globe oculaire sont les veines iriennes, se déversant dans la choroïde et devenant les vasa vorticosa qui traversent la sclérotique et se rendent à l'ophtalmique, ainsi que la veine centrale de la rétine.

Ces veines possèdent peu ou point de valvules, détail à retenir et qui explique, selon certains auteurs, l'étiologie de l'ophtalmie sympathique.

II. — ANNEXES DE L'APPAREIL DE LA VISION

On appelle annexes de l'appareil de la vision les organes accessoires et circonvoisins du globe oculaire, tels que les paupières, la conjonctive, l'aponévrose orbito-oculaire, les muscles de l'orbite, le tissu cellulo-graisseux de l'orbite, la capsule de Ténon, l'appareil lacrymal.

Paupières.

Les paupières sont deux voiles membraneux mobiles, destinés à protéger le globe oculaire, la glande lacrymale, et la première portion des voies lacrymales.

Les paupières, au nombre de deux pour chaque œil, présentent chacune un bord libre garni par des cils, une face interne cutanée, une face externe conjonctivale, des muscles et des glandes ainsi que du tissu cellulaire et du tissu cartilagineux, cartilage tarse. Le bord libre des paupières, outre les cils, est le siège des points lacrymaux, orifices des canalicules du même nom et voie d'accès du sac lacrymal et du canal lacrymal.

Le muscle principal des paupières est l'orbiculaire.

Les paupières contiennent aussi du tissu fibreux, prolongement du périoste du rebord orbitaire, connu sous le nom de ligament large, occupant les deux paupières et s'insérant sur le bord adhérent du cartilage tarse de chaque côté de ce cartilage sur les ligaments externe et interne des commissures.

En arrière, se trouve le tendon du releveur des paupières, qui concourt par son muscle à l'ouverture des paupières.

Les glandes des paupières sont les glandes de Meïbomius et les glandes ciliaires.

La couche muqueuse est formée par la conjonctive, dont nous parlerons tout à l'heure.

Appareil lacrymal.

L'appareil lacrymal est un ensemble d'organes de sécrétion ou d'excrétion, et ce dernier porte le nom de voies lacrymales.

L'appareil lacrymal comprend un organe sécréteur,

la glande lacrymale, situé dans une fossette osseuse à la partie supérieure et externe de l'orbite ; des conduits vecteurs amenant les larmes dans le sac lacrymal, et le canal nasal déversant ces larmes dans le nez au niveau du méat inférieur.

La glande lacrymale, divisée en deux grappes ou portions orbitaire et palpébrale, est constituée par des acini, contenus dans une enveloppe fibreuse et terminés par des conduits excréteurs au nombre de 6 à 8, émergeant à la partie externe de l'œil dans le cul-de-sac oculo-palpébral supérieur.

On appelle lac lacrymal l'espace qui sépare les paupières supérieure et inférieure au niveau de l'angle interne de l'œil.

La caroncule lacrymale et les points lacrymaux inférieur et supérieur en constituent les organes figurés les plus importants.

Les conduits lacrymaux commençant dans le lac lacrymal au niveau des tubercules lacrymaux, sont de petits conduits allant de la paupière inférieure et de la paupière supérieure au sac lacrymal suivant un trajet convergent en < horizontal.

Un petit muscle, appelé muscle de Horner, divisé en deux faisceaux minuscules et membranulaires, fait office d'aspirateur des larmes pompées alors par les points lacrymaux et amenées dans le sac lacrymal par les canalicules du même nom.

Le sac lacrymal est une petite ampoule fibreuse située dans la gouttière lacrymale, entre le canal nasal, par lequel il se vide et les canalicules lacrymaux, qui en sont les voies d'alimentation.

Le tissu fibreux qui constitue la charpente de cet organe est tapissé par une muqueuse, continuation de la muqueuse des canalicules et du canal nasal.

Le canal nasal est un conduit fibro-muqueux tracé dans l'os maxillaire supérieur, l'unguis et le cornet inférieur.

La muqueuse de ce conduit se continue par la muqueuse pituitaire, en bas, et celle du sac lacrymal, en haut.

La conjonctive, ou tunica adnata, est une membrane muqueuse recouvrant la face postérieure des paupières et aussi la portion antérieure du globe oculaire, moins la cornée, à laquelle elle fournit uniquement son revêtement épithélial externe.

On lui décrit quatre portions principales qui portent le nom de la région palpébrale ou bulbaire, qu'elles tapissent ; conjonctive palpébrale, du cul-de-sac, de la commissure interne avec la caroncule et le repli semilunaire, rudiment de la membrane clignotante des animaux, et enfin la conjonctive oculaire ou bulbaire.

Aponévrose orbito-oculaire, ou capsule de Ténon.

L'aponévrose orbito-oculaire est une membrane fibreuse, comparable à la dure-mère qu'elle continue dans l'orbite en recouvrant, d'une part, les parois osseuses de l'orbite et, d'autre part, la surface du globe oculaire.

Arrivée au niveau de la base de l'orbite, l'aponévrose orbitaire se dédouble et devient le périoste des os de la face et, d'autre part, se dirige vers les paupières et le globe oculaire, dont elle constitue la cupule articulaire.

La cavité, comparable à une séreuse, est remplie par du tissu cellulo-graisseux, capitonnant les muscles oculo-moteurs, les vaisseaux et les nerfs qui la traversent

Muscles oculo-moteurs.

Au nombre de six, pour donner à l'œil tous les mouvements qui lui sont nécessaires, ils portent le nom de muscle droit supérieur, droit inférieur, droit interne, droit externe, grand oblique et petit oblique.

Les quatre muscles droits ont tous leur insertion fixe en arrière, autour du trou optique et sur la gaine fibreuse du nerf optique, au niveau de ce trou, où se trouve l'anneau de Zinn, point d'insertion particulière aux droits supérieur, inférieur et externe.

En avant, l'insertion de ces muscles se fait par deux tendons : le tendon oculaire, qui se fixe sur la sclérotique à 8, 7, 6 et 5 millimètres en arrière de la cornée pour le droit supérieur, le droit externe, le droit inférieur et le droit interne.

Le tendon orbitaire forme les ailerons ligamenteux et se porte ainsi vers l'aponévrose orbitaire à la base de l'orbite, où il s'insère.

Le muscle grand oblique ou oblique supérieur s'insère par son point fixe aussi sur la gaine du nerf optique en dedans et au dessus du trou optique, se dirige vers la partie interne et supérieure de l'arcade orbitaire de l'os frontal, forme un tendon qui se réfléchit dans la poulie cartilagineuse située à cet endroit, et se rend, sous forme de galon tendineux aplati, vers la partie postérieure et externe du globe oculaire sur laquelle il se fixe.

Il imprime à l'œil des mouvements vers le bas et en dehors.

Le muscle petit oblique ou oblique inférieur plus

court et plus étalé, s'insère fixement sur le plancher orbitaire près du sac, et même un peu sur le sac lacrymal, et son insertion mobile se trouve à la face externe de la sclérotique, au-dessous du tendon du grand oblique.

Il porte l'œil en haut et en dehors,

Ces deux muscles concourent principalement aux mouvements de rotation en dedans et en dehors du globe oculaire.

CHAPITRE II

SÉMÉIOLOGIE GÉNÉRALE

LES DIATHÈSES EN GÉNÉRAL

Sommaire. — Définition de la diathèse. — Signification ancienne du mot diathèse. — Ses variétés. — La syphilis n'est pas une diathèse. — C'est une infection. — Physiologie et biologie sont sœurs. — Importance des notions biologiques et d'hygiène en médecine. — Importance des analyses d'urine au point de vue seméiologique. — Diathèse par hyperacidité organique et diathèse par hypoacidité organique de Gautrelet. — Arthritisme. — Hépatisme de Glénard. — Terrain arthritique. — Terrain tuberculeux, scrofulo-tuberculeux, cancéreux. — Terrain propre à l'infection en général.

La diathèse (διατίθημι, je dispose, διάθησις, constitution) est un état de l'économie, une disposition générale de l'organisme, en vertu de laquelle un individu a présenté, présente ou pourra présenter des affections locales de même nature et toujours en rapport avec sa propre constitution.

C'est une aptitude particulière à contracter telles maladies plutôt que telles autres ou bien à imprimer aux maladies des caractères propres à la constitution de l'individu.

La diathèse est en somme une dystrophie constitutionnelle, qui correspond en biologie à ce qu'on appelle en critique d'art la manière d'un maître ou le genre de l'artiste.

Autrefois, on admettait que la diathèse était variable à l'infini pour ainsi dire dans son essence.

Il y avait les diathèses inflammatoire, bilieuse, séreuse, hydropique, congestive, hémorrhagique, eczémateuse, herpétique, rhumatismale, goutteuse, cancéreuse, etc., qui constituent actuellement des variétés distinctes d'une même diathèse et qui n'est autre elle-même, que l'arthritisme.

Il y avait aussi la diathèse tuberculeuse et la diathèse scrofuleuse, dont la nature, tout opposée à la précédente, n'était pas définie comme de nos jours.

La diathèse syphilitique, enfin, était mieux connue en tant qu'essence morbide, depuis les travaux de Ricord surtout, et il ne manque plus à sa notion parfaite que la découverte indiscutable et certaine du microbe spécial, qui en est le facteur authentique et justement soupçonné, mais encore insuffisamment connu ou authentique, peut être.

Presque toutes ces diathèses, que l'on croyait différentes, ont été groupées en deux grandes classes, dont elles ne constituent plus que les variétés distinctes, mais sœurs par l'origine et la nature particulière.

Jadis, la médecine s'occupait exclusivement des malades et de leurs affections actuelles.

Elle traitait aussi de la physiologie que Mathias Duval définit : « *La science des phénomènes que présentent les organismes vivants.* »

Nous pourrions ajouter : vivant à l'état de perfection anatomique et fonctionnelle.

Or, la perfection n'est pas de ce monde ; aussi a-t-on

compris que, à côté de la physiologie, il fallait fonder une science de la biologie, c'est-à-dire, pour le médecin la science de faire vivre l'homme aussi bien que le comporte son organisme particulier se rapprochant plus ou moins bien d'un organisme anatomo-physiologique parfait.

Le médecin d'autrefois, méconnaissant certaines des règles de l'hygiène et de la biologie, que nous appellerions volontiers la physiologie pratique, attendait pour s'inquiéter de son semblable qu'il fût malade et ne lui enseignait que rarement la manière de continuer à se bien porter, lorsqu'il le rencontrait à l'état de santé.

De nos jours, au contraire, et bien que malheureusement la biologie ne soit pas encore une science officiellement professée à la Faculté, on tend beaucoup plus à apprendre au médecin les règles de la vie à l'état de santé. Celui-ci à son tour s'ingénie à les tracer au patient pour le guérir et le maintenir ensuite à l'état d'hygiène parfaite, quand il ne les lui a pas déjà dictées pour l'empêcher de tomber malade.

Nous commençons donc à savoir comment nous devons nous comporter pour vivre bien portants, pour mieux guérir, si nous perdons la santé, que nous conserverons ensuite, si nous observons les prescriptions de l'hygiène, cette branche importante de la science biologique.

C'est à la biologie que nous devons les progrès actuels dans la connaissance des diathèses et les urologistes y ont contribué pour une large part en même temps que les microbiologistes.

« L'analyse de l'urine a pris de nos jours une importance de premier ordre dans la pratique médicale.

Pendant longtemps l'intérêt de cette étude est resté borné à la constatation de certains principes anormaux, à la recherche de l'albumine et du sucre. Mais la chimie biologique en pénétrant plus intimement la constitution du liquide urinaire, en décelant dans ce liquide la plupart des produits de l'assimilation et de la désassimilation organique a conduit les physiologistes et les médecins à des visées plus hautes. Trouver dans la sécrétion rénale la mesure exacte des mutations et des échanges nutritifs de l'économie, apprécier, d'après les variations des principes constituants de cette sécrétion, le mode de réaction des éléments cellulaires, est devenu le but principal et le véritable objectif de l'analyse urinaire.

Nous-même, étudiant la constitution chimique de l'urine des goutteux, nous avons essayé de montrer le parti que l'on pouvait tirer de ces recherches, soit pour prédire et pronostiquer le développement de la goutte chez les sujets héréditairement prédisposés, soit pour affirmer la nature goutteuse de certaines manifestations viscérales en dehors de toute localisation articulaire. »

Telle est l'opinion de l'urologiste le plus avisé du siècle dernier, j'ai nommé Lecorché, opinion émise dans la préface du livre d'un chimiste biologiste « éminent », c'est Lecorché lui-même qui qualifie ainsi à juste titre E. Gautrelet [1] dans la même préface de son livre sur les urines.

Se basant sur les résultats de ses recherches urologiques et des analyses très nombreuses qu'il a faites, Gautrelet divise avec raison, nous semble-t-il, les dia-

____

[1] E. Gautrelet. *Urines dépôts et sédiments*, 1889. Baillière, éditeur.

thèses en deux grandes classes renfermant toutes les variétés ou sous-variétés de diathèses spéciales connues ou décrites autrefois.

Nous donnons de nouveau la parole au grand maître qu'était Lecorché et qui s'exprime ainsi, donnant en cela une preuve de libéralisme scientifique assez rare encore et lui permettant d'admettre d'emblée des idées aussi originales et quasi-révolutionnaires en séméiologie, car la classification de Gautrelet ou, du moins, l'apparition de son livre date de 1889.

« Cette division des diathèses en diathèse par hyperacidité organique et en diathèse par hypoacidité organique lui a fourni l'occasion d'intéressants développements sur le groupement des diverses maladies ; goutte, rhumatisme, glycosurie, dyspepsie...

« Le point de départ de cette division essentiellement chimique est certainement rationnel. »

C'est aussi l'apparence tout à fait rationnelle des déductions de Gautrelet, déductions que nous avons vues vérifiées presque constamment par l'expérience clinique, qui nous ont amené à suivre sa classification, au moins dans les grandes lignes.

Aussi admettrons-nous avec lui que les affections diathésiques de l'œil se divisent en deux grandes classes.

Les affections diathésiques par hyperacidité organique et les affections diathésiques par hypoacidité organique. Mais nous considérons la diathèse hypoacide, surtout, comme un terrain propre à l'ensemencement microbien, à la pullulation bactérienne, en un mot, à l'infection tuberculeuse, scrofulo-tuberculeuse, cancéreuse, qui, toutes les trois, reconnaissent comme cause immédiatement efficiente un microbe découvert par Koch pour la tuberculose et qui sera bientôt, espérons-le, aussi trouvé pour les deux autres affections.

Mais, pour éviter de heurter un peu brusquement peut-être les esprits habitués aux anciennes dénominations plus courantes et reçues actuellement, nous désignerons encore, comme par le passé, sous le titre banal, mais plus concis d'arthritisme, les affections par hyperacidité organique.

Si nous n'écoutions encore que la voix des principes rationnels, nous substituerions avec Glénard l'hépatisme à l'arthritisme des auteurs.

La diathèse, en effet, ne justifie pas constamment son ancienne appellation, car nombre d'arthritiques n'ont jamais présenté ou ressenti la moindre manifestation articulaire aiguë ou subaiguë, chronique ou passagère, tandis que tous les arthritiques révèlent objectivement ou subjectivement des troubles manifestes ou latents du foie.

Nous les trouverons en clinique, si nous savons les rechercher méthodiquement ; mais, si par hasard ils nous échappaient, nous en aurions la séméiologie intime par le résultat d'une analyse du genre de celles pratiquées actuellement en chimie biologique et trouvées assez rarement en défaut.

C'est la chimie biologique, qui nous a mis sur la voie de ces états d'hyper et d'hypo-fonction de la glande biliaire souvent méconnus, plus souvent encore interprétés à rebours et qui sont à l'origine sinon la cause de tous les troubles fonctionnels groupés sous le nom insuffisamment extensif et par suite impropre d'arthritisme.

Glénard qui les a si bien étudiés cliniquement et en

s'aidant des renseignements de la chimie biologique, leur a donné le vrai nom qui leur convienne, si on ne veut pas les faire figurer sous l'étiquette de leur cause réelle et initiale, l'hyperacidité organique.

CHAPITRE III

DIATHÈSE PAR HYPERACIDITÉ ORGANIQUE
OU ARTHRITISME

SOMMAIRE. — Théories de Bouchard et de Lecorché sur l'arthritisme par augmentation de l'acidité (Bouchard) par diminution de l'alcalinité (Lecorché). — Ralentissement de la nutrition (Bouchard). — Hypernutrition (Lecorché). — Théorie cellulaire de Bouchard et de Lecorché. — Théorie humorale de Gautrelet. — Théorie solidiste et nerveuse de Lancereaux. — Arthritisme d'hier et d'aujourd'hui (Hayem). — D'après, lui l'arthritisme est une trophonévrose modifiant la circulation et facteur de perversion chimique des sécrétions fermentaires. — Lancereaux et Hayem reconnaissent comme cause commune d'arthritisme la trophonévrose. — Mais, alors, quelle est la cause de la trophonévrose ? — L'hyperacidité de Gautrelet reconnaissant elle-même comme facteur la suralimentation et le défaut d'exercice ensemble ou séparément (Pascault, Lagrange). — Nature infectieuse de l'arthritisme (Klebs, Mantle, Popoff, Bisch, Hirschfeld, Leyden, Melkoff, à l'étranger). Talamon, Magitot, Bruneau, Landouzy, Galippe, Triboulet, Coyon, Achalme, Thiroloix et Guyot, en France. — Éléments infectieux : micrococcus du genre diplocoque, d'après Triboulet et Coyon. — Les sécrétions des micrococques : acides lactique, acétique, valérianique, formique et composés ammoniacaux, donc acidification, d'après Guyot. — Le diplocoque facteur d'acide urique (Guyot). — Discussion des différentes théories. — Théorie de Gautrelet.

Nous grouperons donc avec Gautrelet sous le nom d'affection par hyperacidité organique « *un certain nombre d'affections chroniques ou aiguës ayant une caractéristique commune constante au point de vue séméiologique, l'augmentation de l'acidité normale des urines* ».

Cette hyperacidité organique, exerçant sur le foie un retentissement fâcheux d'emblée ou à la longue, entraîne à sa suite certains troubles fonctionnels de cet organe si important et produit alors l'hépatisme ou arthritisme.

On pourrait dire que, en général, si le foie fonctionne normalement, il n'y a pas d'arthritisme possible. Au contraire l'arthritisme commence avec l'hépatisme et, le foie pouvant être comparé à une cheminée (foie ou foyer), dès qu'elle tire mal, la combustion se fait mal, est ralentie, la crase sanguine est imparfaite, la circulation du sang également et, l'organisme étant mal irrigué, la calorification organique s'en ressent, d'où les conséquences sur l'assimilation et la désassimilation.

Il ne nous appartient pas de départager les deux grands prêtres modernes de l'arthritisme, Bouchard et Lecorché, avec leurs théories différentes, au moins en apparence, et ainsi résumées par Gautrelet.

« Augmentation de l'acidité (Bouchard), diminution de l'alcalinité (Lecorché). Ralentissement de la nutrition, c'est-à-dire ralentissement des échanges organiques (Bouchard); hypernutrition, c'est-à-dire gain pondéral des sujets (Lecorché), créent deux écoles émules et rivales dont l'association constitue un des plus beaux exemples de la concordance parallèle des applications de la physiologie et de la clinique à l'art de guérir. »

Qu'est-ce qui permet actuellement d'unir ainsi ces deux écoles rivales, sinon la biologie ou mieux la chimic biologique ? N'arrive-t-on pas aux mêmes résultats séméiologiques avec l'une comme avec l'autre, en intervertissant tout simplement les symboles algébriques ? Ne peut-on admettre que, pour aller du 0° au 180° du cercle, on peut passer indifféremment par le 45° ou le 315° degré ?

Telle serait en résumé la théorie de l'arthritisme, théorie cellulaire de Bouchard et de Lecorché, théorie humorale de Gautrelet.

Lancereaux leur oppose la théorie dite solidiste et nerveuse ; c'est qu'il estime que l'arthritisme dérive d'une altération fonctionnelle, métabolique du neurone, en un mot, de la cellule et du système nerveux.

Pour Bouchard, tous les éléments de l'organisme sont tributaires de l'arthritisme.

Pour Lancereaux, le système nerveux seul est troublé primitivement et ce trouble entraîne l'apparition de la diathèse s'étendant aux organes nantis de ramifications nerveuses.

Hayem dans une récente et intéressante leçon sur « *l'Arthritisme d'hier et d'aujourd'hui* » émet une nouvelle et judicieuse théorie, que nous allons tâcher de résumer exactement.

Pour ce savant clinicien, comme pour notre éminent maître, Lancereaux, l'arthritisme serait une trophonévrose, le système nerveux jouant dans les affections arthritiques un rôle prépondérant en tant que modificateur de la circulation et facteur de perversion chimique des sécrétions fermentaires.

Certains centres nerveux de la vie organique, localisés dans la région bulbo-encéphalique, agissent en tant que centres régulateurs, subissent une altération fonctionnelle entraînant à sa suite des troubles de la nutrition, et constituent l'arthritisme en produisant ce que Hayem a dénommé « *les vésanies de la vie organique* », c'est-à-dire des trophonévroses.

En résumé, Hayem et Lancereaux seraient d'avis que les maladies de la nutrition et, spécialement, l'arthritisme ont une cause commune : la trophonévrose.

Mais nous pourrions à la rigueur faire comme l'enfant terrible et demander humblement à ces deux éminents auteurs la cause de la trophonévrose elle-même. Comme le lapin, elle n'a pas dû commencer ou commencer sans raison plausible et préalable.

C'est alors que, revenant à la théorie humorale de Gautrelet, nous trouverions, peut-être, que l'origine de la trophonévrose réside dans l'hyperacidité, l'hyperacidité elle-même trouvant sa cause dans la suralimentation ou le défaut d'exercice (Fernand Lagrange), et plus souvent encore dans la suralimentation associée au défaut d'exercice, comme l'a si bien démontré Pascault dans la *Revue des maladies de la nutrition*.

Il ne faudrait donc pas, à notre humble avis, confondre la lésion avec la maladie, la cause avec l'effet, et c'est pourquoi nous nous rangeons rationnellement à la théorie de l'hyperacidité organique, comme facteur de l'hépato-arthritisme, avec ses retentissements sur la circulation nerveuse et sanguine, par suite, sur l'assimilation et la désassimilation et ce qu'on appelait, jadis, les diathèses avec leurs infinies variétés.

Une théorie plus originale, sinon plus récente que la théorie de Hayem, théorie qui a vu le jour dans les publications périodiques médicales et qui a eu pour principaux parrains à l'étranger : Klebs, Mantle, Popoff, Bisch, Hirschfeld, Leyden, Melkich; Talamon, Magitot, Bruneau, Landouzy, Galippe, Triboulet, Coyon,

Achalme, Thiroloix, Guyot en France, admet la nature infectieuse du rhumatisme aigu ou chronique et par suite de l'arthritisme.

Triboulet et Coyon ont décrit le microbe caractéristique, d'après eux spécifique de l'endocardite rhumatismale.

Ce serait un micrococcus du genre diplocoque, disposé en besace, et que l'on cultive avec succès sur le lait carbonaté, en sérum d'ascite, ou bouillon, avec des groupements différents suivant le milieu de culture.

Ses dimensions varient de 0 µ 5 à 1 µ dans un diamètre, à 0 µ 5 dans l'autre. Il prend le Gram.

Guyot[1] a publié sur cette séduisante théorie deux monographies très intéressantes et qui sont à lire en entier.

Nous reproduisons le passage suivant, qui nous intéresse particulièrement à cause des déductions que nous croyons pouvoir en tirer par rapport à la théorie de notre choix. Cet extrait s'inspire lui-même des idées de Triboulet et Coyon.

Après avoir cité cette dernière opinion de Triboulet et Coyon : « Certains micro-organismes réputés inoffensifs et indifférents acquièrent une importance par les transformations, qu'ils font subir aux milieux dans lesquels ils végètent, transformations qui peuvent être le point de départ de bien des phénomènes actuellement encore inexpliqués. »

Guyot ajoute : « Cette dernière citation sera mieux appréciée, quand on aura vu dans l'original, entre autres réactions biochimiques du diplocoque, sa tendance à produire des acides, lactique, acétique, valé-

---

[1] L'*Arthritis maladie constitutionnelle*, 1890. Edit. Steinhel. L'*Arthritis*, Guyot, 1904. Edit. Steinhel.

rianique, formique et des composés ammoniacaux non
définis dans les divers milieux de culture : solutions
peptonisées, lait, hydrates de carbone, saccharose,
levulose, glucose, lactose, dextrine et mannite.

« Cette tendance à l'acidification des milieux ne
serait-elle pas la cause de la dyscrasie acide dont on a
voulu faire la caractéristique de l'arthritis? La chose
paraît au moins vraisemblable.

« On peut aussi faire une hypothèse très plausible
en se demandant si, sous l'influence des réactions
variées qu'il provoque dans l'organisme, ce milieu de
culture si complexe, le diplocoque ne devient pas le
producteur direct de l'acide urique constaté non seulement dans la goutte, mais encore dans d'autres
manifestations arthritiques; les rhumatisants en effet,
s'ils n'ont pas d'acide urique dans les jointures, en
sécrètent souvent beaucoup dans les urines, en dehors
même de toute manifestation articulaire. La tendance
à la formation d'acides, constatée par les expériences
du laboratoire, permet de poser la question assez
sérieusement, pour qu'elle soit le point de départ de
recherches ultérieures. »

L'idée du rôle dyscrasique acidifiant du microcoque
considéré par ces auteurs comme spécifique du rhumatisme est assez séduisante et entrerait dans le cadre
de la théorie de l'arthritisme, facteur d'hyperacidité,
s'il nous paraissait possible d'admettre qu'il est le seul
agent de cette hyperacidité. Tout au plus croyons-nous
possible de soutenir qu'il y contribue pour une part.

Car, alors, si le microbe était le seul et unique facteur de l'acidité arthritique, que deviendrait le rôle des
soucis, émotions, fatigues intellectuelles et morales
(trophonévrose de Lancereaux, Landouzy, Hayem),

de la suralimentation, de la sédentarité (défaut d'assimilation, Bouchard ; de la désassimilation, Lecorché), comme facteurs accrédités d'acidité et d'arthritisme.

Si l'acidité ou hyperacidité arthritique était d'essence purement microbienne, leur rôle serait superflu et, par suite, il n'y aurait plus ce rapport si nettement observé de cause à effet, entre ces différents états et les affections arthritiques, qui en dépendent.

Il resterait seulement le refroidissement pour expliquer la pullulation dans l'organisme de ce diplocoque infectieux et contagionnant, puisque les deux autres facteurs reconnus de l'infection en général : l'inanition et le surmenage, au lieu de produire de l'arthritisme, en diminuent ordinairement les effets.

En effet, si nous voyons quelquefois un loqueteux affamé et surmené faire du rhumatisme aigu, on observe rarement chez lui les symptômes de la goutte ou des troubles de la nutrition d'ordre arthritique.

« *La goutte ne loge pas avec l'araignée.* »

Au contraire elle est la commensale et fidèle compagne de son antagoniste social, le banquier sédentaire et nourri de mets succulents, surmené, moralement et psychiquement, beaucoup trop, et physiquement, pas assez.

Pour nous donc, s'il est réellement spécifique et facteur d'acidité, le diplocoque du rhumatisme ne doit avoir qu'un rôle tout à fait secondaire et accessoire dans l'hyperacidité arthritique, dont il s'accommode probablement volontiers, sans l'engendrer à lui seul.

Il ne mériterait, à notre humble point de vue, ni cet excès d'honneur, ni cette indignité.

Adoptant la théorie de l'hyperacidité comme cause de l'arthritisme, nous renvoyons le lecteur au petit traité (Urines, dépôts et sédiments) de Gautrelet, pour

les détails importants et intéressants de ses déductions biochimiques ; mais nous croyons utile de reproduire ici, en entier, le paragraphe ayant trait aux causes
thérapeutiques de l'hyperacidité organiques, aussi fréquentes, peut-être, que les causes biologiques (hérédité), physiologiques (alimentation, exercice), et hygiéniques (climat, habitation, vêtements).

Il nous paraît absolument nécessaire de les mention-
ner dès l'abord pour l'intelligence de certaines théories
étiologiques des affections arthritiques de l'œil et de
la prophylaxie ou de la thérapeutique de ces affections.

Sur ce chapitre Gautrelet s'exprime ainsi :

« Certains médicaments peuvent augmenter l'acidité organique, mais ils agissent de façon différente.

A. — ACTION DIRECTE

« Il est certain que tous les acides minéraux (qui
seuls suivent le torrent circulatoire dans son entier,
sans être décomposés, et s'éliminent dans leur intégrité par l'urine) augmentent l'acidité organique.

« Les plus employés sont :
« L'acide sulfurique ;
« L'acide chlorhydrique ;
« L'acide fluorhydrique.

« Nous n'avons rien de particulier à signaler à leur
égard en ce moment, si ce n'est de faire remarquer
qu'ils sont employés pour combattre la diathèse par
hyperalcalinité et qu'ils agissent en raison inverse de
leur équivalent chimique.

B. — ACTION INDIRECTE CHIMIQUE, PHYSIOLOGIQUE

« a. *Chimique*. — Les huiles grasses (huile de foie
morue, huile de faînes, etc.) agissent pour augmenter

l'hyperacidité organique, comme nous l'avons dit à l'alimentation, en rendant les combustions organiques incomplètes par absorption anormale de l'oxygène de l'hémoglobine circulatoire.

« b. *Physiologique*. — Les phénols (crésylol de la créosote) agissent :

« 1° En indurant les tissus, donc en diminuant les oxydations organiques (perte en chlore tissulaire inférieure à la normale) ;

« 2° Comme antifermentescibles, donc encore en diminuant les oxydations organiques. »

Si nous insistons sur ces causes thérapeutiques, c'est qu'elles nous ont paru parfois méconnues, car il nous a souvent suffi de supprimer tel médicament intempestivement administré ou, la plupart du temps, absorbé de son propre mouvement par un malade, se droguant à tort et à travers, selon les règles de la néfaste autothérapeutique actuellement si répandue dans le public qui cherche à obtenir ainsi la guérison de la maladie sans avoir recours au médecin.

CHAPITRE IV

DIATHÈSE PAR HYPOACIDITÉ ORGANIQUE

Sommaire. — Terrain tuberculeux, scrofuleux, cancéreux.
— Théorie de Gautrelet sur l'hypoacidité générale. —
L'hyperacidité est produite par l'insuffisance des combustions, l'hypoacidité au contraire par l'exagération
des combustions organiques. — Rupture de l'équilibre
entre l'azote oxydé (urée, ammoniaque) et l'azote
incomplètement oxydé (acide urique, créatinine). —
La désassimilation exagérée, produite par la fièvre
dans les maladies aiguës, entraine à sa suite l'hypoacidité. — Cette hypoacidité constitue le terrain ou
diathèse propre à l'infection par le bacille tuberculeux. — Rôle de l'hérédité, de l'alimentation, de l'exercice et du climat, dans la production de l'hypoacidité
organique. — Rôle de la médication. — Maladies autothérapeutiques. — Classification des médicaments
hypoacidifiants, d'après Gautrelet. — Bacille de Koch. —
Tuberculose et scrofule sont-elles sœurs? — Le microbe
du cancer est-il celui découvert par Koubassoff? Est-ce
le diplocoque de Doyen? Son sérum n'est-il pas facteur d'hyperacidité? — Histoire d'un cancéreux traité
par le sérum de Doyen et devenu rhumatisant sous
l'influence des injections. — Amélioration première. —
Echec final de la médication dans ce cas. — Transformation probable du terrain par la sérothérapie de
Doyen?

La plupart des états diathésiques classés autrefois
sous des étiquettes spécifiques variées se trouvant sui-

vant nous rangées sous le drapeau de l'hypoacidité organique, il nous reste à départir maintenant trois autres des anciennes diathèses, qui sont des plus importantes. Ce sont la tuberculose, la scrofule et le cancer, que nous réunirons par opposition sous la bannière de l'hypoacidité organique.

Ne sont-elles pas en effet les absolues antagonistes des précédentes, en tant que cause, symptômes, évolution, terrain en un mot et, conséquemment, nous savons bien que l'hygiène et la thérapeutique de ces trois modalités nosologiques sont diamétralement opposées et devront différer presque entièrement.

Donc, à côté de la diathèse hyperacide avec le rhumatisme et la goutte comme prototypes, nous aurons la diathèse hypoacide avec la tuberculose, la scrofule et le cancer comme principales manifestations générales cliniques.

Nous ne saurions du reste mieux faire encore que de laisser présenter au lecteur cette diathèse par son éditeur responsable et autorisé Gautrelet s'exprimant sur son compte dans les termes suivants : page 303 de son petit traité. (Urines, dépôts et sédiments, etc.).

« On a vu dans la diathèse acide l'hyperacidité du sérum, dévoilée par l'hyperacidité parallèle de l'excrétion urinaire, créer aux éléments fondamentaux des tissus des conditions éminemment favorables à certaines altérations histologiques. Nous avons encore montré que cette hyperacidité créait en même temps ces troubles fonctionnels assimilatifs et désassimilatifs que Bouchard et Lecorché ont étudiés comme modifications de la nutrition. Semblable à un fourneau dans lequel on jetterait plus de combustible que n'en comporte son tirage, l'organisme du diathésique acide est impuissant à comburer ses ingesta; et ses propres déchets vicient son fonctionnement, comme des scories et des cendres en excès ne tarderaient pas à encrasser les rouages d'une machine, si elle n'était journellement entretenue.

« Mais la rupture d'équilibre entre l'assimilation et la désassimilation organique ne se fait pas toujours dans le sens de la diminution des combustions organiques. Souvent, au contraire, l'on rencontre des organismes où la combustion semble plutôt activée outre mesure qu'amoindrie.

« En ce cas, si l'apport du combustible à l'assimilation est simplement normal, le combustible étant brûlé complètement avec une extrême rapidité ne laissera de son passage que des traces capables de s'éliminer rapidement par la voie rénale, c'est-à-dire des déchets complètement oxydés.

« Augmentation de l'azote oxydé (urée, ammoniaque) relativement à l'azote incomplètement oxydé (acide urique créatinine), contrairement à la diathèse hyper-acide.

« On conçoit donc que ce combustible soit insuffisant à réparer les pertes qui se font d'autre part par la désassimilation ; et la conséquence fatale de ce fait physiologique est la déchéance organique, la dépression physique, la misère physiologique, pour tout dire en un mot, la consomption.

« Si cet état de choses est passager ou de peu de durée, comme dans les fièvres [1], l'organisme sort bientôt victorieux de la crise, et les pertes éprouvées sont

---

[1] Élévation de la température par le fait de l'augmentation des combustions organiques.

promptement compensées. La convalescence dans les maladies aiguës n'est autre chose que l'acheminement de l'organisme vers l'équilibre, la balance des entrées et des sorties biologiques. Mais qu'au contraire la déchéance organique soit plus profonde, qu'elle soit devenue chronique, un nouveau milieu s'établit pour l'être vivant, milieu dans lequel, mal préparé pour la lutte, il succombera fatalement ou par consomption lente ou, suivant les cas, par complications aiguës venant se greffer sur un état devenu diathésique ».

Les manifestations principales de cet état diathésique de déchéance organique reconnaissent trois ordres de causes principales : l'hérédité, cause biologique ; l'alimentation, l'exercice et le climat, causes physiologiques ou hygiéniques et, quelquefois encore, des causes thérapeutiques sur lesquelles nous croyons utile d'attirer l'attention, bien que le rôle néfaste ou bienfaisant de certains médicaments soit mieux connu par rapport à cette diathèse par hypoacidité que par rapport à la diathèse par hyperacidité.

La diathèse hypoacide ou plutôt ses trois états principaux sont mieux connus, plus faciles à déceler et plus généralement traités selon la règle que les états diathésiques par hyperacidité. C'est que la diathèse hyperacide offre plus de variétés, dont quelques-unes sont larvées, pour ainsi dire, et plus difficiles à reconnaître, d'où difficulté plus grande aussi à trouver et à donner la note thérapeutique exacte.

Dans la diathèse hypoacide, il n'y a aucun inconvénient à abuser pour ainsi dire de la médication tonique (les fortifiants du vulgaire) tandis que, nombre de fois, il nous arrive, comme je l'ai déjà énoncé, d'observer des cas de maladies que nous appelons autothérapeutiques, cette autothérapie étant enseignée souvent par les périodiques politiques (réclames médico-pharmaceutiques), ou encouragée par le pharmacien voisin. C'est ainsi que nous voyons communément des diathésiques que nous appellerions volontiers orthoacides qui, par crainte de l'hypoacidité (tuberculose, scrofule ou anémie), tombent dans l'excès contraire et se transforment en hyperacides. La frayeur de la tuberculose les jette dans les bras de la goutte, du nervosisme et des dermatoses.

Il faut donc bien connaître, non seulement les médicaments utiles, mais aussi les médicaments nuisibles à la cure de ces deux états distincts, hyperacidité et hypoacidité.

Aussi, comme pour la diathèse hyperacide, ce paragraphe étant tout à fait spécial, nous rendrons la parole à Gautrelet ;

« L'action des médicaments comme cause occasionnelle de l'hypoacidité organique est de deux sortes : directe ou indirecte.

a. *Directe*. — Tous les alcalins pris en excès pendant un temps suffisamment long peuvent agir dans ce sens.

« Les doses ne sont point fixes d'une façon générale ; elles dépendent de l'état physiologique antérieur du malade au point de vue de son acidité organique.

« Tel malade, par exemple, supportera sans arriver à l'alcalinité, dix verres et plus d'eau de Vichy, tel autre sera saturé par un demi-verre pris en vingt-quatre heures. L'administration des alcalins devrait donc toujours être précédée d'une analyse urologique déterminant l'acidité organique du sujet et permettant de lui doser mathématiquement sa ration médicamenteuse.

b. *Indirecte*. — Tous les médicaments comme la caféine, la digitaline, etc., qui agissent sur la circulation en activant la dialyse rénale, en augmentant la diurèse, augmentent l'hypoacidité organique par le mécanisme de la perte en chlorures alcalins (que l'eau urinaire entraîne), supérieure à la normale ».

Nous en aurons terminé sur le chapitre des diathèses en général quand nous aurons constaté que la diathèse hypoacide est la diathèse favorable aux états infectieux.

Si, dans les états hyperacides, on en est encore à rechercher ou admettre formellement l'existence du bacille facteur d'une infection ou de toutes les variétés d'infections, dans la diathèse hypoacide, l'authenticité et la spécificité du bacille de Koch a depuis longtemps tranché la question en ce qui concerne la tuberculose et même la scrofule, reconnue à peu près universellement comme étant sa sœur jumelle.

Le microbe du cancer actuellement et plus que jamais à l'ordre du jour doit exister et Koubassoff a cru déjà le découvrir depuis nombre d'années. Mais s'il n'existait pas, il faudrait l'inventer, et, tout récemment, Doyen a prétendu tenir enfin son diplocoque spécifique ainsi que le sérum curateur. Des contradicteurs assez passionnés pour faire croire qu'ils ne désirent sur ce chapitre la lumière, que si elle vient de chez eux, ont prétendu que cette découverte était problématique : « *Sub judice lis est.* »

Nous n'avons pas qualité pour trancher le différent, mais nous reconnaissons que la théorie de Doyen est séduisante et les effets de son sérum méritent d'être étudiés froidement, car s'il n'a encore guéri à notre connaissance aucun dyscrasique hypoacide, nous pou-

vons relater ici que nous avons observé naguère inci-
demment et à titre de documentation personnelle, un
malade atteint d'affection cancéreuse, que nous avons
soumis aux injections de sérum, et qui tout d'abord a
paru bénéficier de ce traitement.

Dans la suite, le mieux ne s'est pas maintenu et il a
succombé à son affection.

Mais ayant eu à noter chez lui à la suite de l'injection
de sérum M N de Doyen, une poussée de rhumatisme
subaigu, douloureux, apyrétique, nous nous sommes
demandé si l'action dudit sérum d'ordre microbien
probablement, n'était pas comparable à une auto-
intoxication, produisant de l'hyperacidité, cette hyperacidité amenant alors la modification en sens inverse
du terrain hypoacide si favorable à l'action et à la
pullulation microbienne du cancer ou autre infection.

Alors le sérum de Doyen ne transformerait-il pas la
diathèse hypoacide en hyperacide, et cette transformation heureuse agissant sur la flore bacillaire du cancer
n'en retarderait-elle pas les ravages au point de tarir la
source de la maladie, ou de vacciner le malade contre
ses effets actuels ou ultérieurs ?

L'avenir nous le fera connaître sans doute, et nous
estimons qu'il y a là matière à une étude intéressante,
si elle est impartiale, consciencieuse et pratiquée de
sang-froid.

CHAPITRE V

DIATHÈSE ET INFECTION SPÉCIFIQUE

Sommaire. — L'arthritisme ne serait-il pas l'unique diathèse méritant cette appellation ? — La syphilis n'est
pas une diathèse, c'est une infection. Elle se marie
aussi bien avec l'hyperacidité qu'avec l'hypoacidité
organiques, avec la tuberculose qu'avec la scrofule et
le cancer lui-même. — La tuberculose est aussi une
infection dont le bacille s'établit de préférence en terrain hypoacide, mais qui n'épargne pas toujours le terrain hyperacide, goutteux ou rhumatisant. — La diathèse est une modification humorale biochimique
essentielle et non symptomatique d'une infection bacillaire quelconque. — L'hypoacidité n'est-elle pas
aussi souvent la résultante que la cause des états
infectieux subaigus à marche chronique ? Même, si la
théorie bacillaire du rhumatisme (Coyon, Triboulet,
Guyot) se vérifie, ne faudra-t-il pas rayer le mot diathèse du langage médical et l'arthritisme ne devra-t-il
pas passer dans la grande classe des infections ? —
Les états infectieux s'amendent avec les générations
successives, la diathèse s'aggrave en général. — Descendance syphilitique, tuberculeuse, arthritique et
cancéreuse. — Diathèse et terrain. — Transformation
du terrain par l'ensemencement. — Arthritisme et diabète. — Arthritisme et cancer. — Exposé de notre
programme de l'œil diathésique.

L'étude du retentissement de la diathèse du côté de
l'œil comprendra donc principalement l'exposé de-

manifestations de l'hyperacidité organique générale, du ralentissement de la nutrition ou arthritisme intéressant le précieux organe du sens de la vision.

Pour nous la syphilis n'est pas une diathèse, surtout lorsqu'il s'agit de la syphilis acquise ; c'est une infection générale par un microbe sur la voie duquel les bactériologistes sont ou paraissent être en bonne posture.

La syphilis est une maladie pouvant se superposer sur un état diathésique arthritique ou autre, ou sur un état d'équilibre biologique qu'elle peut modifier dans le sens de l'hyper ou de l'hypoacidité et alors nous avons des variétés composées de syphilis et d'arthritisme, de syphilis et de tuberculose ou de scrofule ou de cancer et notre thérapeutique devra tenir compte de ces coalitions funestes, mais, pour nous, l'œil syphilitique sera un œil infecté, et non un œil diathésique.

La tuberculose ne peut pas d'avantage à notre avis entrer dans le cadre des diathèses, car, depuis les travaux et découvertes de Koch, et notamment du bacille auquel il a donné son nom, nous sommes encore bien plus fondé à prétendre que la tuberculose est aussi une infection dont l'élément figuré est authentique et avéré.

Cet élément infectieux pullule surtout en milieu hypoacide, comme la plupart des bacilles, mais il produit aussi l'hypoacidité, état diathésique, qui est à l'*orthoacidité* ce qu'en physique le froid est à la chaleur. Le froid n'existe pas, c'est l'absence de chaleur qui le constitue d'après les physiciens.

L'hypoacidité est une condition biologique vicieuse passagère ou permanente qui précède ou accompagne certaines infections, qu'on ne peut à notre avis dénommer des diathèses. La diathèse, pour nous, est une modification humorale biochimique essentielle et non symptomatique bacillaire.

La seule vraie diathèse à l'heure actuelle serait donc la diathèse hyperacide ou arthritisme et encore, si la théorie de Coyon, Triboulet, Guyot et autres se vérifiait, nous la rangerions parmi les infections; la diathèse hyperacide elle-même ferait ainsi complètement faillite et rentrerait, comme la syphilis, la tuberculose et le cancer, dans la grande et unique classe des infections.

Pour nous donc, l'œil diathésique sera principalement l'œil arthritique. La tuberculose, la syphilis et le cancer de l'œil devront être rangés à part.

La descendance arthritique est la règle, la descendance syphilitique est l'exception, en ce sens que si un père syphilitique procrée parfois un enfant syphilitique, cette hérédité ne s'observe que rarement à la deuxième et surtout à la troisième génération.

La syphilis s'amenderait donc avec le temps. La goutte, au contraire, s'accuse de plus en plus dans la famille, si la descendance ne modifie pas l'hygiène atavique.

La tuberculose et le cancer se transmettent plus ordinairement des ascendants aux descendants, mais moins fréquemment encore que la goutte et le rhumatisme, maintenant surtout et depuis que l'hygiène de l'hypoacide et les règles de la préservation contre l'invasion par les bacilles tuberculeux ou autres a fait de notables et bienfaisants progrès.

Sous le vocable de terrain on a du reste, ces temps derniers, traité fréquemment la question des diathèses. Nous serions d'avis, d'après le résultat de ces études, de considérer la tuberculose notamment, la scrofule et le cancer, si ce dernier est aussi de nature microbienne comme les deux autres, comme la graine qu'on ensemencera avec plus ou moins de succès suivant le terrain choisi pour la cultiver.

Le bacille serait la semence et la diathèse le terrain.

Car, est-on bien sûr que le bacille de Koch soit le résultat du terrain hypoacide et non sa cause ?

Un hyperacide à qui on pratique une inoculation de bacilles de Koch résistera, certes, davantage à cette imprégnation, mais sortira-t-il toujours indemne d'une pareille expérience ?

Ne passera-t-il pas après l'ensemencement de son organisme de l'état d'hyperacidité générale à l'état d'hypoacidité organique ?

De pléthorique initial le tuberculeux ne devient-il pas toujours anémique final, justifiant ainsi le terme de consomption, appliqué à la phtisie dans les pays flamands.

Et le diabétique (diabète pancréatique à part), n'est-il pas au début un hyperacide ? N'est-ce pas par excès d'acidité qu'il devient hépatisant et par suite glycosurique ?

Ce ne sera que plus tard, lorsque l'équilibre sera rompu, qu'il deviendra hypoacide. Ce ne serait donc pas, à notre avis, le terrain hypoacide qui constituerait le diabète, mais plutôt le diabète qui entraîne à sa suite la transformation de ce terrain en hypoacide favorable à la culture de tous les microbes (tuberculose, anthrax, etc.)

Et le cancer n'est-il pas l'apanage de l'arthritique, c'est-à-dire de l'hyperacide ? Mais quand il a exercé ses ravages apparents, il est souvent trop tard pour constater l'hyperacidité du début et on ne se trouve plus en face que de l'hypoacidité résultant de la modification du terrain par le virus ou par le microbe, suivant la théorie adoptée, jusqu'à preuve réelle de l'existence du micrococcus néoformans, en tant que facteur néoplasique certain.

Après l'exposé des affections arthritiques, nous en donnerons le traitement local, s'il y a lieu, la médication générale et le régime plus souvent nécessaires que les topiques, sinon pour guérir les effets de la manifestation *in situ*, du moins pour modifier le terrain, qui en favorise l'éclosion et presque toujours la chronicité absolue ou simplement intermittente.

Dans notre petite revue de l'œil diathésique, nous procéderons de la périphérie au centre et, commençant par les annexes de l'œil (paupières, glandes et voies lacrymales, muscles et membranes extrinsèques), nous étudierons ensuite dans le globe de l'œil lui-même, ses organes ou milieux susceptibles de payer un tribut à l'arthritisme.

Nous terminerons par l'examen des retentissements des troubles de la nutrition sur les intermédiaires nerveux ou vasculaires de l'œil lui-même avec le cerveau jusqu'aux noyaux ou émanations d'origine.

Notre étude sera rapide, comme il convient dans un traité destiné surtout aux praticiens, qui ne font pas du traitement des maladies des yeux leur spécialité. Ils ont tout intérêt à reconnaître la nature générale de telle affection locale, qui, de la sorte, demeure presque absolument de leur ressort. Dans ces cas là, en effet, l'oculiste n'a plus, après avoir déterminé la diathèse, qu'à leur renvoyer le malade pour le traitement général de beaucoup le plus important, dans la plupart des cas dépendant à notre avis d'un trouble de nutrition.

CHAPITRE VI

L'ŒIL ARTHRITIQUE

RELATION DE LA DIATHÈSE PAR HYPERACIDITÉ AVEC LES AFFECTIONS DU GLOBE OCULAIRE ET DE SES ANNEXES

SOMMAIRE. — Le rôle de l'arthritisme en oculistique n'est pas si effacé qu'on l'a cru jusqu'alors. — La chimie biologique et les analyses qu'elle peut fournir révèlent le rôle de l'arthritisme latent ou autrefois méconnu. — L'arthritisme est, plus fréquemment encore que la syphilis, facteur d'affections oculaires ou de complications de ces affections. — Affections arthritiques des paupières. — Utilité des prescriptions générales et du régime pour guérir les affections locales dues à l'arthritisme. — Certitude pronostique donnée par la notion exacte de la diathèse.

Le temps n'est pas éloigné où l'oculiste admettait que le rôle de l'arthritisme (rhumatisme, goutte, dermatoses), dans les affections oculaires, était très restreint et rarement appréciable.

L'affection rhumatismale la plus universellement reconnue était alors l'iritis séreuse.

A l'arthritisme étaient aussi rattachées les maladies de nature diabétique (cataractes, rétinites, etc.); mais comme le fait était d'observation purement empirique on ne s'expliquait pas exactement le rôle de la diathèse dans la production des symptômes observés, mal compris alors et, par suite, assez souvent traités d'une façon inconsidérée ou incomplète.

On reconnaissait encore l'origine rhumatismale à certaine catégorie de paralysies musculaires de l'œil ou des paupières et le traitement des troubles de l'appareil moteur bénéficiait, par suite, depuis longtemps, du traitement antirhumatismal.

Il donnait déjà de brillants résultats, surtout depuis l'emploi du salicylate de soude, qui en est encore le remède spécifique par excellence, toutes les fois que le rein, resté perméable, en autorise l'administration au rhumatisant.

Maintenant, au contraire, grâce aux découvertes incessantes en chimie biologique ; grâce à l'étude et à la connaissance un peu plus approfondie, soi-disant, des diathèses en général et de la diathèse arthritique en particulier, on a été amené à déceler la nature arthritique de certaines maladies oculaires, palpébrales ou annexielles dont on n'avait pas jusqu'alors soupçonné la nature générale absolument responsable en mainte circonstance.

Mon éminent collaborateur à la *Revue de la Nutrition*, le Dr de Spéville[1], écrivait récemment dans ses colonnes que « de toutes les maladies qui frappent la nutrition, la syphilis est peut-être celle dont les manifestations retentissent le plus fréquemment sur l'organe de la vision ».

Nous sommes de son avis, étant donnée la réserve de son affirmation très juste, grâce à elle ; car nous esti-

---

[1] DE SPÉVILLE. L'œil syphilitique. *Revue de la Nutrition*, p. 217, 1903.

mons que l'arthritisme est à son tour la diathèse qui complique ou mieux explique le plus grand nombre d'affections oculaires considérées comme purement locales jusqu'à ces temps derniers.

Si donc il nous était donné de classer les maladies des yeux de cause générale par ordre de fréquence, nous mettrions au premier rang les affections arthritiques et nous donnerions la deuxième place aux manifestations syphilitiques, la troisième étant réservée aux affections oculaires, qui accompagnent la diathèse par hypoacidité (tubercules, scrofule et cancer).

L'arthritisme étant le principal facteur de la fragilité des épithéliums, il est bien naturel de penser que ceux de l'œil ne peuvent échapper à la loi commune.

Les paupières elles-mêmes paient leur tribut à l'arthritisme.

Quant au globe oculaire, que l'on pourrait définir une sphère à revêtement épithélial interne et externe varié, nous le trouvons à chaque instant en proie à des troubles locaux se rattachant ostensiblement à des maladies générales par ralentissement de la nutrition.

Nous rechercherons donc dans l'organe qui nous occupe les manifestations qui se rapportent à l'arthritisme, nous nous habituerons à les reconnaître et à les mieux traiter.

La médication locale est presque toujours insuffisante dans ces cas à débarrasser rapidement, sûrement et pour toujours les malades qui annihilent quelquefois, par les écarts inconscients de leur régime, l'effet attendu ou incertain. En y joignant les prescriptions générales appropriées à la diathèse, nous régulariserons la marche du traitement qui presque toujours sera plus efficace.

Les incertitudes du passé sur la cause inconnue jadis de certaines rechutes déconcertantes seront diminuées d'autant. Nous pourrons les prédire aux frondeurs ou aux indisciplinés, leur en expliquer le mécanisme, y gagner en prestige vis-à-vis d'eux, obtenir alors qu'ils s'y soumettent et plus souvent les améliorer ou les consoler, sinon toujours les guérir.

Bien souvent, en effet, nous aurons avantage à intéresser l'arthritique à la notion de sa diathèse ; car il n'y a pas qu'un arthritique, il y a des arthritiques, chacun imprimant à ses troubles de nutrition un ou plusieurs caractères particuliers, qui exigent une variante dans le traitement et dans le régime, qui ne peuvent et ne doivent pas être absolument les mêmes pour tous.

Fréquemment alors le malade lui-même nous fera part de ses observations intéressées, dont il faudra tenir compte, quand elles nous paraîtront logiques et sembleront découler d'un fait d'observation personnelle fortuite ou basée sur l'expérience.

CHAPITRE VII

MALADIES DES PAUPIÈRES

blépharospasme. — Influence nocive du climat marin sur le blépharospasme choréique chez l'arthritico-nerveux. — Traitement général du blépharospasme choréique.

Les paupières, étant donnée leur constitution anatomique empruntant à la peau, aux cartilages et aux muqueuses leurs épithéliums, peuvent être le siège de dermatoses multiples et variées, absolument comme la peau et les muqueuses des autres régions du corps. L'arthritisme alors prélève son tribut sur ces organes sujets aux éruptions de toutes sortes et parfaitement comparables aux dermatoses générales.

1° URTICAIRE. — L'urticaire des paupières est une dermatose assez fréquente. Elle constitue un accident gênant au possible, en même temps qu'impressionnant au début. Souvent, en effet, l'urticaire s'établit brusquement en déterminant une démangeaison vive et mordicante, soit externe et purement cutanée, soit interne et ayant pour siège la conjonctive palpébrale, les caroncules et la conjonctive bulbaire. Elle amène du larmoiement par action réflexe du côté de la glande lacrymale voisine.

La paupière et quelquefois les deux paupières gonflent, deviennent dures et tendues, et font croire au début d'une conjonctivite maligne. L'absence de sécrétion muqueuse ou muco-purulente vraie constitue alors le seul signe qui permette d'écarter le diagnostic de conjonctivite simple, catarrhale ou purulente.

L'affection du reste est passagère, en relation avec des troubles manifestes ou latents de la digestion, et dénote rapidement ainsi son caractère d'auto-intoxication par suite d'hyperfonction hépatique en général.

Si l'accès cède rapidement, il récidive de même, surtout si l'on institue un traitement local actif ou irritant, et si l'on néglige le traitement général ou la diététique, seuls réellement et sûrement efficaces dans le cas.

Le traitement local consiste en application de poudres inertes avec abstention de lotions, irritantes surtout, sur les paupières.

Le traitement interne est celui de l'urticaire généralisée.

2° ECZÉMA. PITYRIASIS. HERPÈS. — On peut en dire autant de l'eczéma et de l'herpès des paupières assez communs chez les grandes personnes, mais encore plus fréquents chez les enfants à la mamelle et en période d'éruption dentaire, nourrissons alimentés sans règle ni méthode, ou simplement allaités par une nourrice dont le régime alimentaire ou la constitution personnelle, le milieu et l'état physique entraînent à leur suite une sécrétion lactée imparfaite, comme quantité ou, surtout, comme qualité.

Dans ces cas, l'analyse biologique de l'urine de l'enfant, l'analyse du lait et de l'urine de la nourrice mettent sur voie de la cause de ces dermatoses, et révèlent des troubles de nutrition unilatéraux ou parallèles chez la nourrice et son nourrisson.

Là encore peu de traitement local, mais traitement général et mise au point du régime de l'enfant et de la nourrice, remettant ainsi tout en ordre, sans danger de métastase chez le bébé, parce que le traitement s'adressant à la cause réelle et efficiente : « Ablata causa tolletur effectus. »

Ce qui est vrai pour l'enfant et la nourrice sera de

même pour l'adulte en passe de dermatose palpébrale ou périorbitaire, avec cette différence que, au lieu de chercher autour de lui la personne qui nuit à sa nutrition en altérant ses échanges, il trouvera dans son hygiène personnelle et en particulier dans son alimentation la cause réelle de son affection, celle qui favorise sur son terrain personnel l'apparition des manifestations dont s'agit.

C'est par le régime qu'il sera débarrassé de son eczéma ou de son urticaire.

Sans compter le pityriasis et l'ichtyose des paupières qui, de même nature, réclament le traitement général, identique, même quand ces affections sont localisées aux paupières.

Tous ces phénomènes sont la conséquence de l'abus de l'alimentation carnée, des viandes cartilagineuses ou provenant d'animaux jeunes, trop riches en nucléine, et poussant par suite à l'hyperacidité organique et activant la production de mucine dans l'économie obligée de réagir par élimination cutanée supplémentaire.

Par l'autointoxication consécutive à l'hyperfonction hépatique s'explique aussi l'eczéma diabétique des paupières.

Pour cette dernière catégorie de malades à double manifestation cutanée et urinaire, on a remarqué qu'il y avait lieu d'être très prudent dans le traitement direct et local de l'affection externe cutanée.

Leur épithélium conjonctival ou cutané, déjà fragile et plus caduc du fait de l'arthritisme qui les mine, se nécrosera plus facilement encore, si on applique sur sa surface déjà chancelante un topique même faiblement caustique, une lotion antiseptique, même peu irritante

comme l'eau borriquée, en général, cependant si anodine et si bien tolérée d'ordinaire par la peau du malade
et par les microbes eux-mêmes.

Et nous verrons le malade aller de mal en pis à
chaque modification dans le sens de l'activité de la
médication topique.

Au traitement général antiarthritique seul efficace,
seul nécessaire dans la plupart des cas, tout au plus
sera-t-il permis d'ajouter une rapide lotion onctueuse
d'eau légèrement carbonatée, glycérinée au 1/10, et suivie de l'application d'une poudre inerte ne présentant
pas le risque de combinaisons chimiques dans le sens
irritant, révulsif ou caustique.

Afin de durcir et tanner, pour ainsi dire, la peau trop
délicate, dans ces cas-là, on pourra, après la lotion
destinée à débarrasser le champ dermatosé des productions pelliculaires ou sébacées, tenter l'application
de poudre de talc, de bicarbonate de soude, de der-
matol ou autres médicaments d'alcalinité légère.

Nombreuses encore sont les affections des paupières
qui dépendant de troubles de la nutrition et de l'auto-
intoxication, nous permettront de déceler la diathèse
arthritique chez des sujets en apparence indemnes de
toute tare de ce genre. Nous n'aurons besoin d'examiner ces malades plus complètement que pour grouper un certain nombre d'autres symptômes généraux,
ce qui nous permettra d'affirmer sans conteste, que
telle est bien chez eux la diathèse à incriminer et à
traiter.

3° ORGELET. CHALAZION. FURONCLE. — Un malade s'offrant à notre examen pour des orgelets, des furoncles
des paupières ou des chalazions isolés et surtout con-

fluents ou à répétition, de l'acné à jet continu, de l'alopécie ciliaire ou sourcilièrre sera un arthritique et devra être traité en conséquence.

4º BLÉPHARITE. — Une affection dont la nature souvent arthritique est reconnue et admise par tous les oculistes, c'est la blépharite.

Ses variétés les plus tenaces se rapportent à l'eczéma, à l'herpès ou au pityriasis localisés à la paupière chez certains hyperacides goutteux latents ou manifestes de par ailleurs.

La blépharite s'observe principalement d'après Wecker[1] « chez des sujets qui paraissent prédisposés à la séborrhée, qui souffrent de l'acné et dont la peau est recouverte de comédons nombreux. Il en est de même des personnes ordinairement blondes, dont la peau est irritable à l'excès et devient aisément le siège d'un eczéma. »

Ne vous semblerait-il pas plus simple, aujourd'hui, de dire tout uniment, qu'on la rencontre chez les arthritiques, dont il nous fait autrement le tableau ordinaire ?

Et cependant la diathèse nous paraît avoir été méconnue ou n'être pas entrée en ligne de compte, si l'on se rapporte au traitement indiqué par cet éminent maître pour combattre cette affection.

Son traitement nous fait l'effet de n'être qu'en partie rationnel, suivant les méthodes actuelles. « Chez les personnes à prédisposition herpétique (eczéma), écrit-il, l'usage des ferrugineux et de l'arséniate de soude

---

[1] De Wecker et Masselon. *Manuel d'ophtalmologie*, 1889. Éditeurs Lecrosnier et Balée.

ne sera jamais négligé. En même temps on prescrira aux enfants des lotions générales sur la peau avec de l'eau salée (eau de mer). »

Ce traitement général (ferrugineux et eau de mer) peut rendre des services chez les hypoglobuliques, les scrofuleux ou les hypoacides, mais nous doutons qu'il soit efficace et même inoffensif chez les hyperacides ou arthritiques vrais.

D'après les données biologiques les plus récentes en effet, et comme il a été exposé déjà antérieurement, il y a lieu de se méfier d'une administration irraisonnée de certaines drogues ou médicaments qui ne sont point à double détente, comme on pourrait le croire, et qui n'agissent qu'à bon escient, pour ainsi dire.

5° PELADE. — Si avec Jacquet l'on refuse à la pelade son caractère parasitaire de jadis, il faut bien ranger la pelade en général et la blépharite péladique en particulier dans la classe des affections d'ordre neuro-paralytique par trophonévrose, ce qui nous ramène à l'arthritisme de Lanceraux et d'Hayem.

6° HYDROA. — Arthritique encore celui qui présente au bord libre des paupières de l'hydroa ou simplement un léger enduit mousseux dans les angles palpébraux, bordant ainsi, comme un cordon perlé de bulles savonneuses, les paupières inférieures et supérieures, avec ou sans aucune autre maladie oculaire et même aussi, à l'occasion d'un simple traumatisme de l'œil.

Ce léger symptôme, interprété par nous depuis quelque temps, dans le sens de l'arthritisme, nous a permis de révéler, par des réponses conformes à nos suppositions, des atteintes antérieures de rhumatisme chez des malades qui ne présentaient pour le moment aucun autre signe permettant de songer à la diathèse rhumatismale ou goutteuse, existant chez eux, à l'état latent et à leur insu.

Nous y reviendrons du reste à propos des conjonctivites et de l'iritis, ce type de l'affection arthritique de l'œil.

7° VERRUES. PAPILLÔMES. PSORIASIS. — Manifestations arthritiques, aussi les verrues, les papillomes et les productions cornées ou écailleuses des paupières et ayant pour siège en général la continuité de la peau ou le bord libre des paupières, et quelquefois la surface externe des paupières tout entière.

Rarement au contraire a-t-il été donné de noter l'éruption de ces productions pathologiques sur la conjonctive palpébrale. Le psoriasis toutefois s'y est manifesté quelquefois en même temps que sur la conjonctive bulbaire.

8° ŒDÈME DES PAUPIÈRES. — Quant à l'œdème des paupières, il n'est plus un secret pour personne, même dans le public, aujourd'hui renseigné sur ce sujet, que c'est un signe de brigthisme petit ou grand, par suite en nombre de cas, un symptôme de l'arthritis dont le mal de Brigth confirmé est souvent la suite et l'ultime et inexorable manifestation.

L'œdème des paupières est aussi parfois le symptôme prémonitoire d'une éruption d'eczéma ou d'herpès palpébral, dont il constituera le substratum pathologique après l'éruption, pour ne disparaître complètement qu'après cette éruption elle-même.

C'est une espèce d'hydropisie locale, dont la pathogénie a été éclairée ces temps derniers par la théorie des phénomènes d'hyperchlorurie organique (Widal).

Cette théorie rationnelle, toute en faveur de la conception de la diathèse arthritique ou hyperacide par Gautrelet, s'accorde absolument avec elle et avec la médication alcaline qui fait la base du traitement de l'hyperacidité et de l'hyperchlorhydrie.

9° Xanthélasma. Ephélides. — Il est encore à notre avis une manifestation hépatique et du ressort de l'*hépatisme* de Glénard ; c'est le xanthélasma des paupières dont le mécanisme de production n'est pas encore connu, mais toutes ses allures et apparences en font une lésion se rattachant à des troubles fonctionnels du foie, donc arthritique vraisemblablement.

Cette affection atteint de préférence la femme et la femme arrivant à la ménopause ou en ayant dépassé l'époque.

Villard de Montpellier a pu pratiquer l'examen histologique de parcelles de tumeurs xanthélasmiques et nous a donné à la Société française d'Ophtalmologie la relation de cet examen publié depuis dans le *Bulletin et Mémoires de la Société française d'Ophtalmologie* (1903, page 156), le résultat de ses recherches dont nous retiendrons pour notre cause le passage suivant : « Toutefois cette coloration caractéristique du xanthélasma peut tenir à une autre cause et, en particulier, à la présence d'un pigment jaune brun siégeant dans les cellules xanthélasmiques isolées, que l'on trouve dans les couches superficielles du derme. Dans ces couches, en effet, on trouve des cellules pigmentaires entièrement bourrées de *pigment*, puis des cellules de transition entre ces cellules pigmentaires et les cellules xanthélasmiques caractéristiques. »

Rochon-Duvignaud discutant la communication a comparé les cellules xanthélasmiques en question aux cellules interstitielles du testicule et à celles des corps jaunes de l'ovaire.

Dans les cas récents et en voie d'évolution, la médication alcaline et le régime atténuent ses ravages, ralentissent ses progrès et en font une affection d'intensité variable, suivant les modifications mêmes dans le traitement et les précautions hygiéniques ou alimentaires imposées au porteur, qui possède ainsi un baromètre de son hépatisme.

10° EPHÉLIDES. — On peut en dire autant de certains malades qui présentent à la face et aux paupières des éphélides à confluence ou intensité de coloration variables avec la saison et le régime alimentaire ou d'exercice.

Il nous a été donné d'observer jadis des militaires coloniaux revenus en France, en convalescence de fièvres intermittentes ou d'affections du foie, qui guérirent sous notre climat très rapidement avec le simple régime lacté et les alcalins nécessaires aussi à la cure de leurs reliquats d'affections paludéennes à ralentissement hépathique et splénique.

Il est inutile, pensons-nous, d'insister sur la nature arthritique de l'épithélioma des paupières.

Le cancer étant à l'arthritisme ce que l'éther et l'alcool sont par rapport au vin, on peut dire que l'épithélioma serait pour les paupières de *l'esprit d'arthritisme*.

Malheureusement, il résiste au traitement général et réclame l'intervention chirurgicale hâtive, que cette intervention soit sanglante ou par les caustiques.

11° HYPERIDROSE. — Les glandes sudoripares des paupières présentent des anomalies de sécrétion, qu'il n'est pas illogique de rapporter à des troubles généraux de circulation, dérivant eux-mêmes de troubles de la nutrition.

Telle est l'hyperidrose ou hypersécrétion des glandes sudoripares amenant le suintement à la surface des paupières d'un liquide visqueux, perlé, de saveur salée, comme la sueur en général, et qui accompagne d'ordinaire l'hyperidrose la plus connue, celle qui se localise chez certains malades à la paume des mains et à la plante des pieds.

Pour nous, les malheureux qui présentent cette infirmité, quelle qu'en soit la localisation, sont des arthritiques, chez lesquels il serait intéressant d'étudier la tension sanguine générale. Ils doivent présenter de l'hypertension artérielle, et ce sont, d'autre part, des artérioscléreux à insuffisance rénale, latente dans la plupart des cas.

12° Hématidrose. — Autant pourrions-nous en dire de l'hématidrose résultant de l'épanchement de petits amas sanguins du côté des glandes sudoripares, avec cette différence que le phénomène est plus rarement encore observé aux paupières que l'éphidrose et qu'il dénote une hypertension sanguine plutôt du système veineux, analogue au purpura et lié, alors, comme le purpura lui-même, plus particulièrement à des troubles de circulation d'origine hépatique,

13° Chromidrose. — La chromidrose ou sueur colorée des paupières ne serait-elle pas explicable par des désordres de même nature ou intéressant les deux circulations veineuse et artérielle?

Il ne nous a jamais été donné de l'observer personnellement; elle est si rare et les cas de simulation si nombreux, qu'elle fut niée pendant longtemps.

Elle ne semble pas être la résultante d'une hyperpigmentation cutanée, car ni les poils, ni les cils n'y participent.

Toujours est-il qu'elle s'observe, surtout, chez les femmes présentant déjà des troubles menstruels. Or, dans nombre de cas, les troubles menstruels ne sont pas d'origine purement locale, mais liés à des désordres circulatoires généraux dépendant eux-mêmes de congestions viscérales (rein, cœur, et plus généralement foie), ce qui nous ramène encore à l'arthritisme, principal facteur de toutes les congestions.

14° TARSITE OU TARSITIS. — La tarsite, tarsitis ou inflammations du tarse est encore une affection des paupières, tantôt scrofuleuse, tantôt arthritique, quelquefois tuberculeuse, qui accompagne souvent l'eczéma de ces membranes qu'elle gonfle, épaissit en les recouvrant sur leur extrémité libre de plusieurs couches de pellicules sèches ou croûteuses.

Au traitement général émollient et détersif, il sera bon, dans les cas assez fréquemment chroniques, d'ajouter le traitement général approprié à la diathèse se manifestant localement d'ordinaire, mais aussi, quelquefois, d'une façon plus générale, par d'autres phénomènes observés dans l'organisme du malade que nous aurons à conseiller.

15° BLÉPHAROSPASME. — Le spasme de l'orbiculaire des paupières présente le mode clonique et le mode tonique.

Le blépharospasme clonique, caractérisé par un clignement itératif à intervalles réguliers ou irréguliers, est lié souvent à des troubles de la vision par des vices de réfraction.

Le blépharospasme tonique dépend d'une lésion de la conjonctive, de la cornée, des milieux ou des membranes profondes de l'œil.

Nous ne nous occuperons ici que des blépharospasmes appelés essentiels et que n'expliquent pas une lésion locale, externe, apparente.

Le blépharospasme succède très souvent à la scarlatine et procède du mouvement rhumatismal, qui en est aussi, lui-même, la conséquence fréquente.

Il n'est pas rare de voir la scarlatine opérer de graves ravages du côté du rein, dont la fonction dépurative se trouve par suite au moins ralentie, sinon compromise. Le blépharospasme ne serait alors qu'une forme de chorée localisée à l'orbiculaire des paupières et dépendant, comme la chorée elle-même, de l'auto-intoxication due à l'insuffisance de la perméabilité rénale et à la rétention consécutive des déchets de la nutrition dans l'organisme.

Cette affection passait autrefois très souvent à l'état d'infirmité sinon définitive, du moins durable, et faisait le désespoir des malades et de l'oculiste, parce qu'elle résistait au traitement purement local, et cédait en général, sans qu'on se rendit compte du pourquoi, aux modifications inconsciemment heureuses apportées à l'hygiène du malade.

Considérée comme une névrose réflexe des branches terminales des nerfs de la paupière, de l'orbiculaire en particulier, lorsque, tout traitement local ayant échoué, on allait jusqu'à pratiquer la section ou l'élongation de la branche ou du filet nerveux soupçonné ou convaincu de névrose.

Le mot névrose définissait jadis tout ce que l'on ne pouvait clairement expliquer. Actuellement on croit savoir que les névroses sont ou paraissent être la résultante de l'action des toxines sur le système nerveux. Qui parle de toxines devrait toujours songer aux troubles de la nutrition et par suite à l'arthritisme, qui en est l'expression la plus commune.

Dans le blépharospasme, qu'il soit tonique ou clonique, variété la plus fréquente, il y a lieu d'avoir recours à la médication antiarthritique aidée du régime atoxinique.

Nous connaissons tout particulièrement un tout jeune homme qui, à l'âge de six ans environ, fut atteint de la scarlatine.

Fils de parents arthritico-nerveux, il ne présenta, pendant la scarlatine, qu'un peu de néphrite avec albumine en traces légères, pendant quarante-huit heures, au moment de l'éruption. La convalescence fut favorable et sans accidents, et l'urine fut examinée quotidiennement sans résultat au point de vue de l'albumine. Mais plus tard, dans les années qui succédèrent à l'empoisonnement scarlatineux, il eut plusieurs poussées de fièvre rhumatismale (fièvre de croissance) sans manifestations articulaires vraies. Sous l'influence du régime lacté intermittent, des alcalins et du régime, sa santé s'améliora et se raffermit progressivement, au point qu'il ne présenta plus au bout de deux ans, que quelques poussées d'urticaire, à intervalles éloignés.

A l'âge de dix ans, notre petit nerveux étant au collège, obligé de travailler, fut en proie à la fin de son année scolaire à de la chorée partielle limitée aux muscles de la face, des paupières en particulier, et aux muscles de l'œil. Il grimaçait et louchait par intermittence.

Aussitôt les vacances arrivées, il fut emmené au bord de la mer, à Arcachon.

Étant donné son tempérament, il allait à la mer, non par raison d'hygiène, on savait dans son entourage qu'elle lui était contraire; mais des raisons de famille l'appelaient chez ses grands-parents qu'il fallait y visiter.

On remarqua alors que, si l'enfant allait sur la plage, il tiquait, grimaçait et louchait à outrance. Si, au contraire, il restait sur la dune, à cinq cents mètres de la mer, séparé du rivage par un rideau d'arbres, les mouvements choréiques diminuaient de fréquence et d'intensité. Il fut alors complètement sevré de bains de mer et de promenades sur la plage et, bientôt, sous l'influence du repos intellectuel et du grand air à distance du bassin, ses tics disparurent.

Toutefois, de temps en temps, comme il demandait à aller jouer sur la plage, on le lui accordait autant pour lui être agréable que pour juger de l'effet de l'air marin sur son tic. Chaque fois, la chorée se manifestait aussitôt, pour cesser de nouveau, dès qu'il n'était plus soumis aux effluves chlorurés.

Ne vous semble-t-il pas que cette observation indique nettement la nature arthritique de la chorée de notre petit nerveux, que le cas ne doit pas être rare et qu'il doit nous engager à toujours surveiller l'hygiène du choréique, qu'il faudra souvent soumettre au traitement antiarthritique, même dans les crises de chorée localisée comme le blépharospasme ?

Nous en aurons fini avec les affections arthritiques des paupières, quand nous aurons rappelé pour mémoire que les paralysies des muscles des paupières (orbiculaire et releveur de la paupière supérieure)

sont, dans la moitié des cas environ, d'origine rhumatismale et, par suite, doivent être étudiées et traitées
comme telles.

Depuis longtemps, du reste, le sentiment des auteurs
est unanime sur ce sujet et tous conseillent, dans ces
cas de rhumatisme, le salicylate, les bains de vapeur
et l'électricité.

Il nous sera permis toutefois d'insister pour qu'on
n'oublie pas de s'occuper aussi du régime du patient.
La diététique, en effet, dans ces sortes d'affections
constitue le plus puissant auxiliaire du traitement et le
meilleur facteur de guérison qu'il hâte et, cela surtout,
en évitant ou raréfiant les rechutes ou récidives dues à
des retours offensifs de la diathèse.

CHAPITRE VIII

MALADIES DE L'APPAREIL LACRYMAL

Sommaire. — Affections de l'appareil sécréteur des larmes, ou glande lacrymale, et de l'appareil excréteur des larmes, ou voies lacrymales. — Larmoiement ou épiphora. — Larmoiement psychique. — Larmoiement par irritation des voies lacrymales. — Larmoiement par rétrécissement des voies lacrymales. — Larmoiement paralytique. — Utilité et inopportunité du cathétérisme. — Le larmoiement est souvent un signe précoce d'artériosclérose. — Larmoiement et hypertension vasculaire. — Traitement du larmoiement.

Les affections de l'appareil lacrymal, qui peuvent être sous la dépendance de l'arthritis, sont de deux sortes : les affections de la glande lacrymale, ou appareil sécréteur des larmes, et les affections de l'appareil excréteur ; canalicules, sac et canaux lacrymaux, sans oublier les lésions musculaires ou osseuses des muscles et du squelette avoisinant.

A l'état normal, les larmes sécrétées par la glande lacrymale et le mucus produit par les glandes de la conjonctive, doivent s'écouler dans le nez à travers le sac lacrymal, sans qu'il y ait disproportion entre la sécrétion et l'évacuation du flux lacrymal.

Lorsqu'il y a déversement des larmes sur la joue ou simplement afflux trop considérable des larmes dans le lac lacrymal qui semble sur le point de déborder, on dit qu'il y a larmoiement ou épiphora.

Ce larmoiement est le résultat de différentes causes que nous allons énumérer et parmi lesquelles certaines sont du domaine de l'arthritisme qui nous occupe.

Mettant de côté le larmoiement d'ordre purement psychique et dû aux émotions causées par le chagrin ou par l'extrême joie, de côté aussi le larmoiement causé par l'action des vapeurs irritantes ou par l'élimination de certains médicaments à travers la muqueuse oculo-palpébrale ou glandulaire, ainsi que le larmoiement lié à certaines affections inflammatoires de l'œil ou dû encore au réflexe nasal ou lumineux, nous nous arrêterons seulement au larmoiement d'apparence mécanique et fonctionnelle.

Souvent l'œil pleure, parce que le canal lacrymal dans sa continuité ou à ses orifices est rétréci ou obstrué ; quelquefois, parce que la glande lacrymale sécrète trop ; parfois enfin, parce que les annexes du canal lacrymal (muscle de Horner en particulier) sont intéressés.

Dans ces conditions, l'œil est affecté de larmoiement, tantôt du fait de la glande seule, tantôt du fait des voies lacrymales uniquement, mais aussi, quelquefois, du fait de la glande et des voies lacrymales concourant au larmoiement et présentant un fâcheux concert d'anomalies fonctionnelles.

Aux temps pas trop éloignés de la barbarie oculistique, le canal seul était toujours incriminé et, dès qu'un malheureux larmoyant s'offrait à notre examen, on lui ouvrait un des points lacrymaux plus ou moins largement, afin de pouvoir tenter plus facilement le cathétérisme, jugé d'emblée indispensable.

Péan, jadis dans ses conférences préopératoires à l'hôpital Saint-Louis, répétait avec raison ce précepte judicieux dans sa sphère de grande chirurgie, où l'esthétique ne joue, en général, qu'un rôle tout à fait subalterne : « Ne craignez pas, Messieurs, disait-il, de pratiquer une large incision; prenez-en toujours plutôt plus que moins. » Et il accentuait son assertion doctrinale d'un geste significatif qui eût fait fuir le malade le plus résigné, s'il n'eût alors été sous l'influence résolutoire d'une anesthésie déjà avancée.

On eût dit alors que les oculistes de cette époque, fidèles observateurs de cette règle, avaient à cœur de la mettre en pratique. On en est revenu, heureusement, et l'on a reconnu qu'une élongation du point lacrymal est suffisante, toutes les fois qu'elle permet le passage du cathéter ou de la canule nécessaire au cathétérisme. Quelquefois même, on peut éviter toute mutilation inutile ou intempestive. Intempestive, en effet, lorsque le canal est normal et suffisant et que c'est du côté de la glande hypersécrétante que nous devons diriger notre thérapeutique.

Combien de fois n'arrivait-il pas que, après dilatation maxima d'un canal que l'on avait cru obstrué, rétréci ou spasmé, on se retrouvait en face d'un larmoiement presque aussi intense et aussi rebelle au traitement arrivé à son terme et n'ayant pas rempli son but.

Alors, reprenant le bistouri, on s'adressait à la glande et l'on procédait à son éradication plus ou moins complète.

En général, le larmoiement cédait à la suppression de l'organe sécréteur, mais on n'est pas toutefois sans exemple de larmoiements persistants encore, bien qu'amoindris, après des manœuvres aussi radicales et dont le résultat curatif n'était pas toujours à la hauteur du mérite chirurgical de l'opérateur, ni de la patience de l'opéré.

C'est que, dans les cas où le larmoiement n'est pas du fait du canal, ni du fait de la glande elle-même, il faut procéder prudemment et s'enquérir de l'état général, souvent arthritique, du malade qui s'annonce à nous de la sorte comme un artérioscléreux.

Si l'on pleure seulement, surtout au froid en hiver, ou bien encore en toute saison, à l'air frais du matin, il y a lieu de songer au rhumatisme du muscle de Horner et à l'impression parésiante que produit ce froid plus ou moins intense sur les muscles voisins ou annexes du sac lacrymal.

Quel que soit le concours apporté par ces petits muscles à la fonction de déport lacrymal dans la narine, il y a lieu d'admettre que ces muscles, surtout en puissance de rhumatisme souvent inconscient du sujet et insoupçonné par le médecin, sont facilement impressionnables et impressionnés par la température extérieure. Ils s'engourdissent, dès que le froid prédomine dans leur ambiance.

Cela est si vrai que souvent alors de simples lotions bien chaudes, aidées du traitement antiarthritique et du régime rationnel, remettent tout en place et dispensent le malade de toute intervention désagréable ou au moins superflue.

Si c'est la glande qui est en état d'hyperfonction et sécrète trop abondamment la matière lubréfiante du globe, il faudra encore songer à l'arthritisme.

Nous n'apprendrons rien à personne en rappelant ici que, très fréquemment, chez certains adultes plus vieux que leur âge, plus usés qu'ils ne devraient l'être ou qu'ils ne le paraissent, le larmoiement est un symptôme d'artériosclérose au début ou en voie d'évolution prononcée et qui, par suite, implique la note arthritique au premier chef.

Quel est alors le mécanisme du larmoiement dans le cas d'hyperfonction glandulaire chez l'artérioscléreux?

Il nous semble que ce phénomène peut être logiquement expliqué par le retentissement de l'hypertension artérielle générale sur le tonus vasculaire artériel de la glande lacrymale elle-même. La circulation artérielle se trouve exagérée en vitesse, ou simplement accélérée, du moins plus tendue, plus stagnante, et, par suite, la glande se trouve sous l'influence d'hyperexcitation par une quantité de fluide sanguin agissant sur les acini et en augmentant le fonctionnement, d'où exagération de la sécrétion au point d'entraîner l'inondation du lac lacrymal.

A l'appui de cette thèse nous sera-t-il permis de faire part de l'observation suivante?

Un de nos bons amis, arthritique et ayant présenté de petites atteintes de colique néphrétique (calculs ou sable oxaliques), fils et petit-fils d'artérioscléreux dans la ligne paternelle et maternelle ayant succombé tous à des attaques d'apoplexie cérébrale, survenues seulement entre soixante-huit et soixante-quinze ans, il est vrai, mais ayant eu en plus un oncle maternel qui mourut à cinquante-six ans d'une hémorrhagie cérébrale foudroyante, se plaint d'un léger larmoiement intermittent de l'œil gauche.

Ce larmoiement se manifeste seulement au vent froid de l'hiver ou à la fraîcheur du matin des saisons mixtes.

Renseigné sur le traitement et surtout sur les règles actuelles de l'hygiène indispensable aux ralentis de la nutrition, naturellement aussi très actif, il s'adonne à la bicyclette, autant par précaution hygiénique que par plaisir sportif.

Il nous a fait souvent remarquer et constater que, si un jour d'excursion, en hiver, par température également froide d'un bout de la journée à l'autre, son œil larmoie le matin au départ, il ne pleure plus au bout de quelques heurse, ni dans la soirée et peu ou point le lendemain, s'il se repose et sort seulement à pied à l'air froid, comme les jours précédents.

Comment expliquer cette différence, sinon par l'effet de l'exercice dans le sens de la régularisation de sa circulation générale ou mieux encore par la détente produite sur son système artériel par la sécrétion sudorale abondante qu'entraîne chez lui, même en hiver, l'exercice de la bicyclette.

Ne peut-on croire que la peau, dans son cas, venant au secours du rein insuffisant, comme chez presque tous les arthritiques, lui sert de réservoir et rétablit dans son torrent circulatoire l'équilibre rompu auparavant dans le sens de la stagnation et cela du fait immédiat de l'hypertension artérielle? En conséquence, ne serait-il pas logique de penser que son larmoiement est imputable à une glande en état de sclérose vasculaire artérielle, très probablement aussi?

Un seul œil pleure dans ce cas, pensera-t-on, et le congénère qui ne larmoie pas appartient cependant aussi au même candidat à l'artériosclérose généralisée. C'est vrai, mais n'est-il pas permis à ce futur apoplectique d'avoir, pour le moment, un seul de ses yeux en état de *minoris resistentiæ*, quitte à escompter pour lui, et dans un avenir plus ou moins prochain, un larmoiement double, lorsque son artériosclérose aura fait des progrès et gagné l'autre glande lacrymale.

Il nous paraîtrait donc nécessaire dans son cas de recourir au traitement général de l'arthritisme et de modifier l'hygiène de cette catégorie de larmoyants, après quoi, si l'on n'obtient aucun résultat par les prescriptions médicales et diététiques, le régime et l'exercice, on devra instituer le traitement local chirurgical.

Inutile de dire que, dès la première consultation demandée par un malade présentant une affection des voies lacrymales, il est élémentaire de pratiquer une injection aseptique, ne comportant en général aucun danger, ni douleur, grâce à la cocaïne, injection qui donnera déjà la notion première nécessaire sur le degré de perméabilité du canal ou de son atrésie plus ou moins réductible.

Puisque nous parlons de sclérose, et que nous admettons que l'arthritisme en est un des facteurs les plus importants, il y a lieu de penser que cette diathèse joue aussi un rôle notable dans la production des lésions anatomiques qui causent les rétrécissements des voies lacrymales, depuis le rétrécissement des points lacrymaux, souvent oblitérés au point qu'on a de la peine à retrouver leur trace ou leur situation exacte, jusqu'aux rétrécissements plus étendus des canalicules, devenus parfois absolument inaccessibles aux plus fins cathéters, et sans oublier les rétrécissement du canal nasal dans presque toute sa surface et sa longueur verticale.

Dans ces cas, qui nous sont révélés par les difficultés du cathétérisme, et par ce fait que la sonde chemine péniblement et anxieusement comme dans une étroite gaine dans la muqueuse du conduit épousant cette sonde à laquelle il adhère comme dans un spasme, on doit penser au rétrécissement par sclérose du canal dans sa totalité. Alors, comme la dilatation n'est qu'un palliatif en général, sans action de longue durée, dans ces cas particuliers, on pourrait demander au traitement général un peu de ce que l'on obtient si rarement du traitement purement local, et essayer d'enrayer ainsi les progrès du rétrécissement qui va jusqu'à l'atrésie définitive et sa conséquence, le larmoiement chronique, avec tous ses désagréments et tous les dangers qu'il fait courir au malade qui en est atteint.

CHAPITRE IX

SÉCRÉTION LACRYMALE ET ARTHRITISME

Sommaire. — Modifications morbides des larmes, suivant
la constitution du sujet. — Action des larmes sur les
téguments cutanés. — Sécrétion lacrymale et chlorurie.
— Composition du liquide lacrymal. — Expérience de
Arlt. — Incompatibilité des larmes avec certains produits chimiques employés comme médicaments. — Susceptibilité particulière des sujets vis-à-vis de certains
topiques oculistiques, suivant le tempérament ou la
médication générale. — Réactions du calomel et de
l'iodoforme en présence des larmes. — Élimination de
certains médicaments par la glande lacrymale. — Modifications parallèles et de l'action de ces médicaments
et de la constitution du sujet.

De Wecker et Masselon, dans leur excellent
« Manuel d'Ophtalmologie », parlant de la sécrétion
lacrymale disent : « Nos connaissances sur les variations dans la composition chimique de la sécrétion des
deux glandes sont encore fort peu avancées, et cela
surtout, parce qu'il n'est guère possible de bien sépa-
rer la sécrétion conjonctivale muqueuse de celle des
larmes. Aussi n'acceptons-nous qu'avec la plus grande
réserve les opinions émises jusqu'ici sur certaines
modifications morbides des larmes. Si le contact prolongé de sécrétion lacrymale provoque chez quelques

enfants, plutôt que chez d'autres des excoriations du tégument externe, cela tient non aux changements de nature du liquide sécrété, mais à ce que la résistance de la couche épidermique et du derme est très variable ».

Oserons-nous, après une affirmation aussi nette et émanant de collègues aussi éminents, émettre notre humble avis sur le sujet ?

Nous penserions alors volontiers que les larmes, comme toutes les sécrétions du corps humain, subissent au contraire et certainement des modifications notables dans leur composition chimique et en relation directe avec l'état général des malades, ou même des bien portants, suivant leur tempérament, leur alimentation et une foule d'autres causes internes ou externes.

Pourquoi n'admettrait-on pas, par exemple, au sujet de l'effet précité du contact prolongé des sécrétions lacrymales sur les téguments de la paupière ou de la face de certains enfants, que ces enfants pourraient bien être de petits arthritiques ?

Ne réagissent-ils pas ainsi vis-à-vis des larmes pour deux raisons à eux particulières ?

Premièrement, parce qu'ils ont, comme tous les arthritiques, des téguments plus frêles que les autres. En second lieu, leurs larmes ne seraient-elles pas plus chlorurées et plus abondamment pourvues d'autres parties salines que chez leurs pairs non arthritiques ?

Les mêmes auteurs nous parlent aussi, à l'occasion, de l'expérience relatée (dans *Arch. für Ophtalmologie*, t. II, A 2, p. 137) par de Arlt, qui a pu recueillir la sécrétion pure de la glande lacrymale chez un malade présentant une fistule de la glande, *à la suite d'un lupus* qui avait détruit la conjonctive en majeure partie.

Eau	98,223
Chlorure de sodium.	1,257
Albumine.	0,504
Parties salines	0,016
Quelques traces de graisse	
Total.	100,000

Tous les physiologistes ont trouvé que les larmes réagissent au sirop de violettes comme les alcalins et le verdissent.

Il y aurait lieu de rechercher si, dans certains cas, les larmes ne seraient pas réellement aussi comme certains autres liquides de l'organisme, et comme l'urine par exemple, et si elles ne peuvent subir des modifications chez l'arthritique, notamment dans le sens de l'hypoalcalinité, ou même devenir acides salines ou franchement acides.

Dans le cas de Arlt, si l'existence d'une fistule de la glande a été pour lui une occasion heureuse et rare de recueillir les larmes sans mélange, on ne peut conclure que la composition du liquide recueilli et analysé nous donne la formule à peu près exacte de la composition des larmes en général.

En effet, Arlt nous prévient que la fistule avait été produite par les progrès d'un lupus, tuberculeux sans doute. Or on sait actuellement en chimie biologique que les tubercules présentent le syndrome de l'hypoacidité avec augmentation des chlorures et diminution des phosphates urinaires·

On pourrait en inférer que le lupique en question, perdant ses chlorures en quantité exagérée par le rein, et brûlant ses phosphates, n'en réservait plus dans son économie la quantité normale, et que la composition de ses larmes en chlorure de sodium et autres parties salines pouvait s'en ressentir. C'était en somme le contraire d'un arthritique, c'est-à-dire un accéléré de la nutrition, un surmené de la désassimilation, un phtisique local tout au moins.

Un arthritique, au contraire, pourra présenter une augmentation du chlorure de sodium des larmes par hyperchlorurie générale, alimentaire ou de simple rétention, et alors ses larmes pourront renfermer une proportion de chlorure également supérieure à la normale.

On pourrait donc à la rigueur, en agissant du côté de l'état général, modifier la composition des larmes qui, de pathologique, redeviendrait physiologique. Là encore la médication générale et le régime déchlorurant, par exemple, pourront présenter leur indication, notamment dans les cas de simple irritation ou de lésions tégumentaires de la peau ou des muqueuses oculo-palpébrales.

Ceci nous amène à parler de l'action de certains médicaments administrés par la voie stomacale ou sous-cutanée ou appliqués en topiques sur la muqueuse oculo-palpébrale, action variable et ainsi constatée chez les malades, sans que, jusqu'alors, nous semble-t-il, on s'en soit bien expliqué la diversité d'effet ou mieux de réaction suivant les sujets traités et leur tempérament.

Que de fois, en effet, n'avons-nous pas remarqué que l'administration des iodures à l'intérieur, l'injection hypodermique des sels mercuriels solubles, l'application sur la face interne des paupières ou sur le globe oculaire lui-même de poudre de calomel ou d'iodoforme porphyrisée, mélangée à d'autres poudres inertes, voire même incorporée dans des pommades d'un titre, souvent minime, étaient suivies de réaction inflammatoire ou d'irritation plus ou moins intense, souvent grave et quelquefois allant jusqu'à production d'escarres limitées de la muqueuse conjonctivale et siégeant le plus souvent sur la muqueuse palpébrale, quelquefois dans le cul-de-sac où se collectait la poudre irritante devenue légèrement caustique.

Nombre de fois nous avons remarqué à la suite de projection de poudre de calomel, notamment sur le globe, et lorsque le pinceau un peu trop chargé en laissait déposer dans le cul-de-sac inférieur un petit amas palpable, la production consécutive d'une brûlure et même parfois d'une petite escarre douloureuse, gênante au même titre qu'un corps étranger étalé et donnant lieu à une petite ulcération ; d'où retard apporté à la guérison et même quelquefois aggravation de la maladie dont on aurait voulu ainsi hâter la disparition.

Nous avons été amené par suite de cette observation à cesser complètement dans notre pratique l'emploi du calomel en topique local sur la muqueuse oculo-palpébrale. Il ne devait du reste sa vogue de jadis qu'aux bons effets de l'antisepsie, alors inconsciente, qu'il assurait aux oculistes, mais avec ses petits risques pour les malades. Nous avons donc pu l'abandonner sans regret et le remplacer avantageusement par nombre d'antiseptiques aussi précieux et plus maniables, autant que d'une composition plus constante dans ses rapports avec les liquides de la muqueuse oculaire. Pour les mêmes raisons, nous avons dû aussi abandonner l'emploi de l'iodoforme en poudre ou en pommade et renoncer à ses avantages antiseptiques incontestables, mais presque toujours contrebalancés par l'irritation fâcheuse et parfois dangereuse qui accompagnait son emploi, surtout chez certains arthritiques.

Quelle serait à notre avis chez les malades, les opérés et les blessés en général, et en particulier chez ceux de nature arthritique, la cause de ces réactions médicamenteuses dont il faut être prévenu pour les éviter et y remédier quand elles surviennent ?

L'iode des iodures pris à l'intérieur s'élimine par les glandes en général et par la glande lacrymale en particulier. N'est-il pas logique de penser que la combinaison de cet iode, avec le chlorure de sodium des larmes, peut amener la formation dans le sac lacrymal d'un sel nouveau du genre iodo-chlorure et irritant, surtout chez l'arthritique, les chlorures de l'organisme étant chez lui plus abondants et pouvant donner lieu à production plus notable de ces produits de décomposition chimique ?

Que si un malade est soumis aux insufflations de poudre de calomel sur le globe, ce sel, ou protochlorure de mercure, non caustique par lui-même, pourra donner lieu à production, par l'apport d'un élément chloré en excès, de bichlorure de mercure, sel caustique à très faible dose, et si mal toléré par les épithéliums oculaires en général et des arthritiques en particulier, qu'il a fallu, après en avoir reconnu l'abus, songer à restreindre l'emploi du sublimé comme antiseptique dans la pratique ophtalmologique.

Mêmes inconvénients et plus fréquemment observés encore, quand on administre le mercure à l'intérieur ou par la voie sous-cutanée chez certains arthritiques, surtout chez ceux qui ont été soumis à l'application concomitante et en topiques oculaires du calomel, de l'iodoforme ou à l'administration des iodures à l'intérieur.

En ce qui concerne l'iodoforme, il est insoluble dans les liquides tolérés par l'œil, difficilement maintenu en solution dans les pommades usitées jusqu'alors; même porphyrisé, réduit en poudre impalpable et incorporé dans la vaseline ou dans l'huile, il est irritant et cette irritation n'est pas toujours d'ordre mécanique, quand la préparation est bien faite. Mais l'iodoforme agit au point de vue antiseptique en tant que produisant à jet continu des vapeurs d'iode qui sont microbicides. Ne serait-ce pas cet iode à l'état naissant, qui se combine au chlore du chlorure de sodium des larmes qu'il décompose et qui nous donne encore des iodo-chlorures irritants, notamment toujours, chez les arthritiques hyperacides généraux ou hyperchlorydriques, souvent?

Nous aurions donc ainsi deux sortes de malades réagissant différemment :

1° Les non-arthritiques ou les arthritiques d'un faible degré, avec téguments ou muqueuses sains, mais désagréablement impressionnés par les légers caustiques ci-dessus énoncés, d'où simple irritation tolérable et négligeable à la rigueur ;

2° Les arthritiques avérés, à téguments et muqueuses déjà éprouvés par la diathèse plus prononcée ou manifeste, aux effets de laquelle s'ajoute l'effet du médicament décomposé et transformé, d'où irritation plus vive allant jusqu'à la brûlure, quelquefois jusqu'à production d'escarre et nécessitant la suspension du traitement par l'iode ou les composés iodés et les médicaments chlorurés administrés conjointement.

Il y aurait alors, dans ces cas encore assez fréquents, à songer aux bienfaits de la découverte récente du régime achlorurique, qui fait merveille dans certaines circonstances, et dans le cas où les médicaments dont s'agit, à réaction traîtresse, ne pourraient être sans danger plus grand suspendus ou remplacés avantageusement, on pourrait essayer de modifier le terrain par le traitement agissant sur l'état général. On peut à notre avis, en diminuant la chloruration du sujet, arriver à se permettre chez lui l'administration des médicaments, auparavant nocifs à cause de l'hyperchlorurie de ses sécrétions lacrymales.

Il suffirait pour cela d'obtenir une modification telle de son arthritisme, qu'il passe de la deuxième classe ci-dessus énoncée des arthritiques à épithéliums fragiles dans la première classe des arthritiques à téguments, muqueuses et épithéliums blindés et résistant au chimisme varié du lac lacrymal, soumis par nécessité à l'action éliminatoire des médicaments de composition chimique et instable.

CHAPITRE X

MALADIES DES ANNEXES INTRA-ORBITAIRES DE L'APPAREIL DE LA VISION

TÉNONITE OU CAPSULITE

Sommaire. — La ténonite est une membrano-lymphangite. — Ténonite rhumatismale et ténonite goutteuse. — La première manifestation de l'arthritisme latent peut être une ténonite. — Les moyens diagnostiques entre les deux variétés de ténonite goutteuse et rhumatismale sont le traitement ou mieux l'analyse biochimique. — Traitement de la ténonite.

On désigne en oculistique sous le nom de ténonite ou de capsulite l'inflammation de la tunique vaginale de l'œil, inflammation qui siège surtout dans les espaces et les voies lymphatiques péribulbaires de l'œil.

C'est, en somme et en général, une membrano-lymphangite périoculaire.

Ayant à nous occuper ici de l'arthritisme et de ses ravages sur l'œil lui-même, nous parlerons seulement des deux variétés de ténonites arthritico-diathésiques qui peuvent s'attaquer à cet organe de l'orbite : la ténonite rhumatismale et la ténonite goutteuse.

Elles ne se distinguent cliniquement pas l'une de l'autre et se révèlent chacune par les symptômes de la capsulite, que l'on spécifiait jadis sous le vocable de capsulite idiopathique.

On la séparait ainsi des ténonites accompagnant les autres phénomènes diathésiques, traumatiques ou morbides ayant leur siège dans l'orbite en général et dans la capsule de Ténon principalement.

Les anciens avaient bien soupçonné le rhumatisme sous les allures chroniques de certaines ténonites, mais ils ont hésité à la classifier nettement, incertains qu'ils étaient de l'exactitude de leurs observations, souvent si fidèles et si perspicaces.

Maintenant encore, certains praticiens, très avisés cependant, hésitent aussi à étiqueter en tant qu'arthritique, une capsulite, s'ils ne la trouvent précédée ouvertement, chez leur patient, d'une atteinte franche de rhumatisme patent, de rhumatisme articulaire, par exemple, comme s'il n'était prouvé que le rhumatisme peut parfaitement se manifester d'emblée dans la capsule de Ténon et comme s'il devait toujours débuter par un autre organe susceptible de payer à la diathèse générale larvée, un tribut local antérieur ou concomitant.

Pour ceux-ci, la ténonite idiopathique existe encore, et nous lisons, dans nombre de bons ouvrages sur les maladies des yeux, que la ténonite idiopathique est une affection longue, au point de mériter souvent, en outre, l'épithète de chronique.

Rien n'est plus vrai, si l'on ne fait pas cliniquement le diagnostic différentiel de la ténonite arthritique, et si, n'en reconnaissant pas la nature spéciale, on n'en institue pas le traitement exact. Alors, et comme de raison, ne traitant pas le mal directement, on n'en guérit pas les atteintes, d'où leur résistance ; d'autres fois, on laisse au pur hasard, le soin d'en délivrer le patient, d'où chronicité encore.

Il serait donc bien utile de connaître les signes différentiels des deux variétés, goutteuse ou rhumatismale, de la ténonite arthritique, mais ils ne sont décrits nulle part à notre connaissance, et nous ne savons, quant à nous, que deux moyens de diagnostic différentiel chez les maladies à diathèse arthritique, non encore spécifiée.

Ces moyens se réduisent premièrement à utiliser le traitement comme pierre de touche, ressource de pur empirisme, et consistent à tâter le terrain thérapeutique par la médication antigoutteuse et antirhumatismale, successivement et au besoin.

On range ensuite, *a posteriori,* la maladie sous l'épithète correspondant à la médication qui aura donné des résultats sédatifs, tout en continuant le traitement qui aura prouvé son efficacité.

Il existe un autre moyen plus mathématique, plus scientifique et, cependant, il devra, pour être reconnu exact, recevoir aussi la consécration thérapeutique. Ce procédé consiste à demander à l'analyse biologique des urines du sujet malade, les renseignements biochimiques si importants, et rarement erronés sur la diathèse incriminée à traiter et à guérir ou atténuer.

Alors, presque sans tâtonnement aucun, on s'attaquera, non seulement à la diathèse, mais à sa variété réelle et le traitement exactement approprié étant institué, la capsulite guérira ni plus ni moins vite qu'une autre poussée rhumatismale ou goutteuse chez le même sujet. Nous verrons la ténonite arthritique mériter plus rarement que par le passé son épithète de chronique et les auteurs abandonner la dénomination spéciale, y attachée, d'idiopathique. Sa chronicité sera parallèle à la chronicité de la diathèse chez le même patient et répondra de même au traitement dans ses atteintes à localisation plus ou moins variée.

En résumé, la ténonite, affection arthritique, est justifiable, comme diagnostic, pronostic, traitement et régime, des mêmes procédés que l'arthritisme en général. Nous l'avons toujours vue répondre à la médication antirhumatismale ou antigoutteuse et n'avons observé quelque hésitation dans la marche de l'amélioration que si le traitement n'était pas accompagné des prescriptions d'hygiène diététique et autres qu'il est, dans les cas à tendances chronique et récidivante surtout, absolument indispensable d'instituer, diriger et surveiller méticuleusement, pour obtenir des résultats toujours consolants pour le malade et encourageants pour le médecin lui-même.

CHAPITRE XI

MALADIES DES ANNEXES INTRA-ORBITAIRES DE L'APPAREIL DE LA VISION (*suite*).

PARALYSIE DES MUSCLES OCULO-MOTEURS

SOMMAIRE. — Nature rhumatismale, par conséquent arthritique, des parésies musculaires oculo-motrices. — Ophtalmoplégies. — Leur mécanisme de production. — Opinion de Jaccoud et de Todd. — Action de l'acide lactique sur la myosine. — Action de la syphilis. — Étiologie musculaire des ophtalmoplégies. — Étiologie nerveuse des ophtalmoplégies. — Ophtalmoplégie et artériosclérose cérébrale. — Traitement. — Médication. — Électrisation et agents physiques.

Nous avons déjà indiqué la nature rhumatismale possible des parésies ou paralysies de l'orbiculaire et du releveur des paupières, amenant, l'une, un lagophtalmos, l'autre, un ptosis plus ou moins complet et de durée variable.

S'il est rare d'observer une paralysie des muscles palpébraux, d'origine nettement et exclusivement arthritique, goutteuse et rhumatismale, il est, par contre, assez fréquent d'observer des ophtalmoplégies d'ordre rhumatismal.

Les six muscles oculo-moteurs, droit interne,

externe, supérieur, inférieur et obliques, sont exposés à la paralysie rhumatismale plus ou moins complète, sous l'influence du rhumatisme se manifestant du côté de ces organes.

Le mécanisme du rhumatisme dans la paralysie de ces muscles est souvent le même que dans le rhumatisme musculaire commun, c'est l'excès d'acide urique, excès relativement moins marqué dans le rhumatisme que dans la goutte, excès retentissant sur le muscle par son action sur ces fibres elles-mêmes et la myosine, qui amène l'engourdissement, la raideur ou la paralysie complète des faisceaux fibrillaires et, par suite, du muscle en totalité et en général, avec accompagnement de douleurs se produisant au niveau des muscles ainsi gênés dans leurs fonctions de motricité.

Ordinairement, la paralysie motrice des muscles de l'œil offre cette particularité de n'être accompagnée d'aucune douleur, fonctionnelle ou autre, et le malade lui-même ignorerait souvent l'existence de cette infirmité, s'il n'en était prévenu par le ptosis, la diplopie, ou quelquefois par son entourage lui annonçant, dans certains cas accentués, qu'il louche plus ou moins.

Certains auteurs (Todd et Jaccoud d'après lui), signalent l'excès d'acide lactique comme caractéristique de la dyscrasie rhumatismale.

L'hypothèse n'est pas absolument démontrée, mais elle satisfait suffisamment l'esprit. Nous connaissons l'effet de l'acide lactique sur la myosine, notamment pendant l'exercice fatigant et son fâcheux mécanisme sur les muscles en général, et tout particulièrement sur le myocarde des animaux forcés. On peut admettre que l'acide lactique en excès, chez l'arthritique rhumatisant ou goutteux et mieux encore chez le rhumatisant goutteux, peut, par le fait de transformation, combustion et élimination insuffisantes, agir plus ou moins activement sur les muscles moteurs de l'œil, comme sur les autres muscles de l'organisme.

Les muscles de l'œil sont différemment impressionnables au rhumatisme, comme à la syphilis, du reste.

La syphilis exerce une grande diversité d'action ophtalmoplégiante par la très grande variété des localisations possibles de son virus sur les noyaux d'origine des nerfs oculo-moteurs et, par suite, le retentissement de cette maladie s'opère moins distinctement sur les muscles de l'œil et des paupières.

L'action de la syphilis se répartit inégalement aussi, mais plus généralement toutefois, sur tous les muscles de l'œil. L'arthritisme affecte, de préférence aux autres, certains muscles, comme le droit externe, qui nous a paru être le plus enclin à la paralysie rhumatismale, ou groupes de muscles, comme le moteur oculaire commun, qui serait après le droit externe le plus fréquemment atteint. Nous n'avons cependant pas trouvé, noté, ou pu observer nous-même, la cause réelle de cette prédominance parétique du côté de ces deux muscles ou groupes de muscles.

Or, l'ophtalmoplégie totale, rarement aussi arthritico-diathésique, et la paralysie rhumatismale simultanée de tous les muscles innervés par le moteur oculaire commun, ne peuvent pas s'expliquer par l'effet direct de l'arthritisme sur les fibres de ces muscles eux-mêmes, puisque tout un groupe de muscles est pris à la fois. Il faut donc, dans ce cas, se rallier à l'hypothèse d'une action arthritisante s'opérant du côté du nerf oculo-moteur tout entier et s'irradiant vers toutes ses branches, quand la paupière, le paquet musculaire innervé par lui et la pupille elle-même, sont parésiés. Il peut y avoir alors production de névrite rhumatismale ou goutteuse indolore, particularité cependant déjà difficile à expliquer.

Il est alors aussi plus naturel d'admettre que le rhumatisme agit sur la gaine du nerf, sur le périoste ou sur l'os même du conduit donnant passage au nerf et le comprimant au point de gêner la perméabilité à l'influx nerveux.

Il peut encore s'y produire un exsudat d'origine rhumatismale comprimant aussi le nerf dans son trajet osseux, une exostose ou une périostose rhumatismale entraînant les mêmes phénomènes.

Nous verrons plus tard que, syphilis à part, l'arthritisme étant facteur d'artériosclérose au même titre, sinon plus que la syphilis elle-même, il peut agir comme elle sur la nécrobiose cérébrale disséminée et atteindre, par le fait de sclérose ou de ramollissement, les noyaux d'origine encéphalique ou médullaire des nerfs moteurs et entraîner, comme la sclérose syphilitique, des troubles de motricité oculaire.

Quelquefois aussi l'arthritisme peut se combiner avec la syphilis (syphilate d'arthritisme, aurait dit Ricord) et l'aider, pour ainsi dire, dans son œuvre néfaste sur les centres nerveux et leurs émergences oculo-motrices. Telle serait, à notre humble avis, l'action de ce que l'on a appelé récemment la parasyphilis, qui nous semble devoir être ni de l'arthritisme pur, ni simplement de la syphilis, mais plutôt un fâcheux mélange des deux.

Nous voyons donc, en résumé, que le rhumatisme exerce une action quelquefois complexe et de concert avec d'autres diathèses, plus souvent aussi une action simple, directe, réelle et authentique, pour ainsi dire, sur les muscles qu'il paralyse à un degré variable et pour une durée non moins variable encore.

La connaissance approfondie des effets de l'arthritisme sur ces paralysies nous permet actuellement d'abréger la durée de résistance de ces paralysies et d'éviter les cas chroniques ou soi-disant incurables, observés jadis dans cette sorte d'affections oculaires.

Aussi les voyons-nous toujours guérir, quand elles sont purement rhumatismales, et devons-nous nous défier de l'exactitude de notre diagnostic si, ayant classé cliniquement une paralysie dans la variété rhumatismale, nous échouons après application du traitement complet et comprenant la médication, le régime et les agents physiques. Il faudra alors voir si la lésion ne serait pas d'origine syphilitique ou nerveuse, c'est-à-dire liée à des lésions anatomiques des centres nerveux ou des nerfs oculo-moteurs dans leur continuité.

Nous passerons sur la médication banale et connue de tous, mais nous ne croyons pas inutile d'insister un peu sur le deuxième terme du traitement, c'est-à-dire le régime.

Tous les praticiens admettent et instituent, sans hésiter, le traitement antirhumatismal ou antigoutteux, aussitôt fait le diagnostic de la diathèse et de sa variété, mais combien encore négligent les prescriptions diététiques et glissent sur l'application des agents physiques : bains, fumigations, sudations, exercices au grand air sous climat chaud et tempéré, si possible. Un autre agent physique est, à notre avis, un peu trop négligé maintenant peut-être. Il consiste à électriser le muscle lui-même au moyen d'une électrode bipolaire portant, au voisinage du seul

muscle ou de chacun des muscles d'un groupe para-
lysé, le courant induit si utile pour la mobilisation intermittente des fibres musculaires inactives et qui, sans
cette action bienfaisante, ne récupèrent pas aussi rapidement la contractilité automatique nécessaire à la fonction du muscle parésié qui résiste alors et ainsi moins
victorieusement à l'engourdissement et à l'atrophie.

Méfions-nous aussi des goutteux ou rhumatisants
qui n'ont présenté jusqu'alors et ne manifestent encore
aucun autre signe objectif de la diathèse, aucun autre
symptôme en dénotant la réelle variété.

Si la syphilis n'existe pas notoirement chez un sujet
à parésie oculo-motrice, exempt aussi de toute tare
tabétique, n'hésitons pas à remettre notre diagnostic
ferme et l'instauration de notre traitement complet
après analyse biologique des urines. La courbe de
cette analyse éclairera toujours la situation biologique
du sujet en observation, et nous permettant d'être affir-
matif dans notre diagnostic, évitera les tâtonnements
d'une médication souvent empirique sans cela, et par
suite nous conduira plus rapidement au succès dans
le traitement plus facile à approprier ainsi en connaissance de cause.

De ce fait, il nous sera aussi permis plus souvent
d'escompter presque à coup sûr la plus ou moins
prompte réussite de notre thérapeutique.

En résumé, dans toute paralysie musculaire du globe
musculaire de l'œil ou des paupières, songer à l'arthritisme, en déceler la variété en cause et l'attaquer par
la médication, le régime et les agents physiques anti-
arthritiques ; voilà réunies toutes les conditions d'une
cure rapide, sûre et régulière dans ses progrès jusqu'à
parfaite guérison.

CHAPITRE XII

MALADIES DE LA CONJONCTIVE

CONJONCTIVITE ARTHRITIQUE, RHUMATISMALE OU GOUTTEUSE

Sommaire. — Classification des conjonctivites : Conjonctivites infectieuses microbiennes ou contagieuses. — Conjonctivites non microbiennes ou diathésiques. — Leur fréquence relative.

Conjonctivite arthritique (rhumatismale ou goutteuse). — La conjonctivite hypertrophique d'Antonelli et la congestion oculaire d'origine arthritique de Moissonnier (de Tours), sont des conjonctivites arthritico-herpétiques. — Analogie du catarrhe sec avec la conjonctivite arthritique. — La conjonctivite arthritique affecte surtout la conjonctive palpébrale. — La conjonctivite angulaire est de nature arthritique. — La conjonctivite arthritique présente une exaspération vespérale particulière. — L'hydroa marginal des paupières est un signe de rhumatisme. — La conjonctivite rhumatismale est souvent accompagnée d'urticaire ou d'herpès et d'eczéma. — Inutilité des caustiques dans le traitement des conjonctivites arthritico-diathésiques. — Utilité de la médication générale et du régime dans le traitement de la crise et pour éviter les récidives. — Tendance des conjonctivites arthritico-diathésiques à la chronicité. — D'où vient l'appellation vulgaire de *courant d'air* appliquée à la conjonctivite. — Opinion des anciens sur l'action de la diathèse dans les ophtalmies.

— Conjonctivites et métastase. — Traitement général des conjonctivites arthritico-diathésiques, rhumatismale et goutteuse.

Si nous consultons les différents auteurs pour avoir une nomenclature des conjonctivites, nous obtenons à peu près toujours la même classification suivante qui ne repose pas sur une donnée nosologique satisfaisante dans tous les cas.

Conjonctivite simple ou catarrhale.

Conjonctivite purulente, leucorrhéique ou blennorrhagique.

Conjonctivite membraneuse (croupale).

Conjonctivite diphtérique.

Conjonctivite phlycténulaire.

Conjonctivite folliculaire.

Conjonctivite granuleuse (ophtalmie d'Égypte).

Il nous paraîtrait actuellement beaucoup plus rationnel, après les récentes découvertes microbiologiques, de diviser les conjonctivites en deux familles bien distinctes : les conjonctivites à microbes ou contagieuses et les conjonctivites non contagieuses, ou idiopathiques, c'est-à-dire liées à l'état général du sujet, à sa diathèse dont elles ne sont que la manifestation oculaire, locale, passagère ou chronique.

Alors nous proposerions la classification suivante :

Conjonctivites microbiennes ou contagieuses.	Catarrhale (Weecks, Morax, Kartulis. Sattler). Diphtéritique (Klebs, Lœffler). Membraneuse (staphylo-streptocoques). Purulente (Neisser). Tuberculeuse (Koch). Granuleuse. Folliculaire.

<table>
<tr><td rowspan="3">Conjonctivites non microbiennes ou diathésiques.</td><td rowspan="2">Arthritique.</td><td>Rhumatismale.</td><td></td></tr>
<tr><td>Goutteuse</td><td>herpétique eczémateuse.</td></tr>
<tr><td>Phlycténulaire.</td><td></td><td></td></tr>
</table>

Dans cette classification nous réserverions une place tout à fait particulière, vu leur fréquence, à la conjonctivite rhumatismale et à la conjonctivite goutteuse.

Ces deux sœurs jumelles sont souvent bien difficiles à distinguer l'une de l'autre. On y peut arriver quelquefois par les anamnestiques ; l'analyse biologique, est un moyen plus certain.

En conséquence, nous croyons préférable de les grouper dans la même description.

I. — CONJONCTIVITE ARTHRITIQUE, RHUMATISMALE
OU GOUTTEUSE

Antonelli (*Bulletin et Mémoires de la Société française d'Ophtalmologie*, 1901, p. 487, Conjonctivite hypertrophique) et Moissonnier de Tours (même bulletin, 1902, p. 354, Congestion oculaire d'origine arthritique) ont bien décrit, sous deux appellations différentes, une même affection, à allures rhumatismales, plus manifestes dans le cas d'Antonelli et qu'ils ont, à juste titre, rattachée à l'arthritisme.

Ces deux auteurs ont effleuré le sujet et entrevu les ravages de l'arthritisme du côté de la conjonctive ; mais il est, croyons-nous, important d'insister davantage sur les effets de la diathèse sur la conjonctive et d'ouvrir un chapitre spécial à cette affection oculaire souvent méconnue et pourtant si banale. Il serait bon, croyons-nous, d'apposer son étiquette réelle, exacte et manifestement méritée à cette variété de rhumatisme chez l'arthritique.

Les caractères de cette affection, caractères tout à fait particuliers à l'arthritico-herpétisme, auraient dû en faire soupçonner la nature propre, et cependant on en rattache presque toujours les manifestations à une cause autre que celle qui lui est absolument personnelle, je veux dire l'arthritisme sous ses deux formes principales : le rhumatisme et la goutte.

Certains auteurs, et non des moindres, décrivent, comme introduction à l'étude des conjonctivites, un état d'hyperémie de la conjonctive surnommé par eux, *catarrhe sec* (*catarrhus siccus*).

Nous avouons franchement que ce sous-titre, surtout, nous a toujours rendu rêveur. Jamais nous n'avons pu nous expliquer cette association contradictoire de deux termes de signification inverse, ainsi accolés déjà par un auteur célèbre, qui, nous promenant, dans une de ses descriptions magistrales, sur les bords d'un fleuve d'Espagne, nous le représente ainsi « le Mançanarez est une rivière qui souvent *coule à sec* ».

N'est-ce pas le propre de l'arthritisme d'imprimer ce caractère de sécheresse particulière qui a été observé dans une variété de conjonctivites se traduisant par de l'hyperémie, hyperémie non suivie de catarrhe, espèce de conjonctivite sans sécrétion qu'on peut dénommer conjonctivite sèche, si l'on veut, mais non pas catarrhe sec. Ce n'est en somme qu'une conjonctivite de nature arthritique.

Les manifestations arthritiques sont rarement purulentes, à peine accompagnées de production de sérosité ou de sécrétions légèrement gluantes comme dans l'eczéma sec, l'arthrite sèche, les dermatoses en général, la dishydrose, etc., etc.

On peut encore lui donner comme épithète, non plus celle qui indique sa forme et ses manifestations extraordinaires, mais bien celle qui nous mettra d'emblée sur la voie de ses caractères nosologique et étiologique. Il nous paraîtrait donc absolument rationnel de la nommer conjonctivite arthritique, conjonctivite rhumatismale ou conjonctivite goutteuse et de rattacher à ce titre plus scientifique, basé sur les données pathologiques actuelles, la description de l'hyperémie de la conjonctive et de certaines conjonctivites chroniques à sécrétion peu abondante et non infectieuses.

Dans la conjonctivite rhumatismale, l'œil est hypérémié et rouge non plus en nappe comme dans la conjonctivite catarrhale ou purulente, mais il présente une vascularisation racémeuse ou arborescente modérée, diminuant à peine la transparence de la conjonctive. La muqueuse seule est prise dans les cas bénins.

Chez certains rhumatisants de vieille date, la sclérotique est atteinte par îlots de couleur violacée aubergine au niveau du cercle périkératique, mais dans la conjonctivite rhumatismale, c'est en général du côté des paupières que les symptômes conjonctivaux dominent. La conjonctive de la paupière inférieure est irritée et enflammée, surtout dans les angles, et principalement dans l'angle externe.

La variété de conjonctivite, dite autrement angulaire, n'est qu'une conjonctivite rhumatismale, ou bien localisée à l'angle externe des paupières, ou bien intéressant modérément la conjonctive dans son ensemble, mais alors plus accentuée vers les angles interne (caroncule) ou externe (commissure externe). Elle est accompagnée souvent d'un peu de dermite commissurale interne ou externe.

La conjonctive de la paupière et du cul-de-sac supérieurs est surtout intéressée par le rhumatisme, comme l'indiquent les symptômes suivants accusés par le patient qui décrit ainsi sa maladie : les paupières sont sèches, cuisantes, raidies, et la paupière supérieure surtout est comme doublée de carton et alourdie au point que, pendant la nuit ou après le sommeil, il ne pourrait d'emblée ouvrir l'œil spontanément. La paupière est comme parésiée et ne s'ouvre grandement qu'avec le secours du doigt.

N'est-ce pas là un phénomène comparable à l'engourdissement du membre ou du muscle rhumatisé, après un temps de repos fonctionnel ? En outre, le malade éprouve une sensation de graviers qui vient encore augmenter la raideur oculo-palpébrale par la gêne un peu douloureuse qu'elle imprime aux mouvements d'élévation de la paupière et, par suite, de glissement sur le globe oculaire. Et cependant la sécrétion est nulle ou à peu près (*catarrhe sec*), mais les vaisseaux conjonctivaux sont dilatés, sinueux et ce sont eux qui donnent l'impression de corps étrangers multiples que le malade compare à des grains de sable roulant entre l'œil et les paupières.

A la tombée de la nuit et dans la soirée surtout, ces symptômes se manifestent, alors que, dans la matinée, après les premiers soins, et dans la journée, le malade se sent bien et, pour ainsi dire, guéri. Cette particularité d'allure rhumatismale, démontrerait encore, si c'était nécessaire, la nature arthritique de l'affection.

Le rhumatisme, en effet, dans ses atteintes bénignes, subaiguës, rémittentes, à forme chronique (fièvre rhumatismale appelée notamment, autrefois, fièvre de croissance) nous laisse en paix apparente dans la matinée et la journée pour se réveiller à l'approche de la nuit et pendant toute la nuit.

La conjonctivite rhumatismale ne mérite pas le nom de catarrhe, car l'exsudation est très peu accentuée, mais on ne peut dire d'elle non plus qu'elle soit absolument sèche, parce qu'il y a production d'une légère sécrétion muqueuse agglutinant à peine les paupières, non plus comme dans la conjonctivite catarrhale, mais plutôt comme dans la blépharite, et cela dans la soirée ou pendant la nuit seulement.

Pendant le jour, la sécrétion des larmes est un peu mousseuse et cette mousse qui forme comme une bandelette savonneuse sur le bord palpébral s'accumule surtout dans les angles et notamment dans l'angle palpébral interne. La caroncule est parfois complètement entourée d'un cordon de fines bullettes de mucus spumeux.

Un autre petit symptôme local d'arthritisme général non plus encore signalé que nous sachions, s'observe assez souvent du côté des paupières et consiste dans l'apparition sur le bord libre du voile palpébral supérieur ou inférieur, en arrière de la ligne des cils, de petites vésicules pleines de sérosité transparente et qu'il faut crever, car elles donnent au patient la sensation de corps étrangers fixés sur le bord marginal de la paupière ou encore l'impression d'un cil rétrodévié et grattant désagréablement la cornée.

Ces fines bulles sont du reste très fragiles et éclatent à la simple pression d'un bourdonnet d'ouate légèrement tassé en même temps qu'on exprimera le liquide antiseptique dans lequel on aura eu la précaution de le tremper au préalable.

Très souvent la conjonctivite rhumatismale, et cela prouve encore combien nous avons raison de la rattacher à l'arthritisme, est accompagnée de picotements, voire même d'éruption d'urticaire, d'eczéma à la surface cutanée des paupières ou de prurit de la conjonctive bulbaire ou palpébrale.

Mais si tous ces symptômes locaux laissaient encore un doute sur l'essence herpético-arthritique de l'affection ainsi caractérisée, si les anamnestiques ne venaient confirmer l'exactitude du diagnostic, le rhumatisme pouvant, sinon débuter, ou du moins se manifester en premier lieu chez un sujet arthritico-diathésique par une conjonctivite spéciale, il resterait la pierre de touche du traitement général et l'expérience du régime qui confirmeraient la justesse du diagnostic basé sur l'observation des phénomènes de l'arthritisme.

Souvent un malade désolé nous arrive avec le diagnostic de conjonctivite chronique, ainsi formulé parce que sa conjonctivite a jusqu'alors résisté à tous les traitements locaux plus ou moins variés et pénibles (cautérisations, lotions, instillations astringentes ou irritantes) ; il est absolument étonné lorsque nous lui supprimons presque tout traitement local réduit souvent à de simples fomentations avec de l'eau bouillie bien chaude, suivies de séchage soigneux des paupières. Mais alors, nous attaquant à la diathèse arthritique, goutte ou rhumatisme, nous lui en prescrivons la médication et aussi le régime méticuleusement indiqué et mis au point pour chaque sujet, autant que possible. Il est bien rare alors que le malade ne soit pas bientôt amélioré et même au bout de quelque temps guéri ostensiblement.

Guéri n'est pas l'expression juste, car le patient soulagé, délivré tout au moins des manifestations locales de son affection, abandonnera bientôt et en premier lieu ce qui dans son traitement le gêne le plus; c'est-à-dire le régime. Il a été bien satisfait de la suppression des collyres douloureux, mais plus pénible encore il avait trouvé la suppression des mille et un accessoires alimentaires solides ou liquides surtout, qui chez lui faisaient déborder le vase arthritique. Il y est alors revenu bien vite, se croyant débarrassé pour toujours. Il continuera la médication générale, c'est vrai. Que ne prendrait-il au début du repas pour avoir la permission d'absorber aussitôt après, dans le cours de ce même repas, au dessert ou ensuite, dans le courant de la journée, tout ce que l'art culinaire, distillatoire ou des confiseurs a su créer pour flatter notre palais et entretenir ou développer la diathèse arthritique.

Il voit alors réapparaître les symptômes gênants de son mal et nous revient découragé, parce qu'il ne se rend pas compte que l'abandon de son régime est cause que, ressuscitée la bête, revivifié le venin.

Éclairons-le sur le défaut de son raisonnement et l'imprudence de sa conduite et rappelons-lui que, pour le malheureux arthritique, le seul moyen de vivre en bonne intelligence avec sa diathèse consiste dans la ponctuelle observance des prescriptions diététiques ou d'exercice et, mieux encore, des unes et des autres combinées, quand ce sera nécessaire.

Il vaut mieux éviter, grâce aux pratiques hygiéniques, le mal qui découle de leur inobservance, que de se voir obligé d'en pallier les suites par la médication appropriée et aussi chronique que le mal ainsi entretenu comme à plaisir.

Après avoir un peu regimbé et accusé la science et les médecins actuels d'empoisonner l'existence des malades avec l'hygiène, bien plus que jadis nos pères en oculistique avec les caustiques ou les drogues nauséeuses, notre patient, ramené à la règle, la suivra franchement et, bientôt guéri, deviendra un apôtre de son régime de l'arthritique qu'il prescrira à tout venant, même au pauvre tuberculeux qu'il ne sait pas justiciable de pratiques diamétralement opposées.

Il n'est pas rare d'observer des conjonctivites catarrhales franchement aiguës, qui se comportent tout d'abord comme telles et qui, ensuite, revêtent tous les caractères de la chronicité. Or une conjonctivite catarrhale simple livrée à elle-même, chez un sujet sain et exempt de toute diathèse, doit guérir seule et radicalement, même sans aucun traitement. Les exemples en sont encore fréquents dans les pays où le malade éloigné d'un oculiste n'a recours à aucun traitement méthodique ou rationnel. Autour de nous, même, nous voyons quantité de malades guérir de conjonctivite catarrhale sans le moindre traitement. La durée de la maladie est un peu plus longue et voilà tout. Pourquoi donc, alors, certains sujets, même traités régulièrement, voient-ils quelquefois leur catarrhe devenir chronique et résister *in cauda* à tout traitement local classique et bien dirigé ? Il faut, dans ces cas-là, songer à la diathèse préexistante chez le malade et sur lequel la conjonctivite, venant se greffer comme en son terrain de prédilection, prend racine et s'invétère facilement. Et la diathèse particulière à incriminer la plupart du temps, sera la diathèse arthritique, le rhumatisme

ou la goutte, causes de chronicité chez certains malades, lorsqu'ils seront atteints d'une foule d'autres
affections aiguës ou subaiguës, guérissant spontané-
·ment sans traitement ou cédant plus facilement à la
thérapeutique, quand il n'y a pas de diathèse sous
roche.

Depuis longtemps déjà, mais sans en expliquer le
mécanisme, nos prédécesseurs du commencement du
siècle dernier notamment, avaient incriminé le froid à
juste titre comme une cause d'ophtalmie. A cette époque, toute inflammation oculaire portait le nom géné-
rique d'ophtalmie, et la dénomination vulgaire de
courant d'air, attribuée par le public à la conjonctivite
catarrhale aiguë, subaiguë ou chronique, dénote bien
que la relation de cause à effet avait été déjà observée
par le profane dans la production de cette affection.

Le refroidissement constituant assurément une des
vraies conditions de l'infection, donne très bien la
cause efficiente d'une invasion de la conjonctivite par
les microbes qui assaillent la surface externe du globe
oculaire ou des paupières, infection à laquelle ces
organes eussent résisté victorieusement, s'ils n'avaient
été soumis à une ou plusieurs des conditions locales
(froid, humidité) ou générale (surmenage, inanition) de
l'infection.

Mais il est bien permis de penser que le refroidisse-
·ment, l'humidité, l'action d'un courant d'air, peuvent
et doivent agir défavorablement aussi sur la diathèse
localement latente ou en voie de manifestation chez
un arthritique dont l'œil est actuellement *locus mino-*
ris resistentiæ.

Nous verrons alors le courant d'air, le froid sec ou
humide produire, réveiller ou entretenir une conjoncti-

vite arthritique rhumatismale ou goutteuse, qui dans d'autres conditions aurait pu être évitée, calmée ou sur le point de céder naturellement aux effets du traitement judicieusement institué.

Nos anciens en oculistique avaient aussi entrevu les causes internes constitutionnelles des ophtalmies, et la description que nous en donne Jourdan (Voir Dictionnaire des sciences médicales, 1819, article *ophtalmie*, page 419), est tout à fait typique. On dirait un paragraphe du chapitre des causes de l'arthritisme ou de ses manifestations.

Après en avoir décrit ses causes externes, l'auteur s'exprime ainsi sur ses causes internes de l'ophtalmie :

« Les causes internes de l'ophtalmie ne sont guère moins nombreuses ni moins variées que les causes externes. L'abus des liqueurs spiritueuses et des aliments échauffants, l'irritation prolongée de l'appareil gastro-intestinal, la suppression de l'écoulement menstruel, du flux hémorroïdal, d'un saignement de nez périodique, ou de toute autre hémorrhagie soit habituelle, soit ancienne, la répercussion d'un exanthème, la guérison d'un vieux ulcère, la rétrocession *subite de la goutte,* la suppression d'une sueur habituelle, etc., telles sont les principales. On a également accusé les diathèses scrofuleuses et scorbutiques, mais surtout les différents virus gratifiés de noms particuliers, comme le *psorique,* le variolique, *l'herpétique,* le syphilitique, le trichomatique. »

Un peu plus loin, le même auteur (page 440), au chapitre : Traitement, émet aussi des opinions sur la nature et le traitement de l'ophtalmie, opinions nous donnant à penser que le rhumatisme était admis déjà comme cause possible des ophtalmies, et il y a lieu de croire que par ophtalmie rhumatismale il n'entendait pas seulement l'iritis dont la variété rhumatismale est décrite et reconnue depuis longtemps par tout le monde sans conteste.

« Quand la maladie (ophtalmie chronique) est provoquée par un vice particulier de la constitution, elle réclame l'usage des moyens propres à combattre ce vice. Rarement elle reconnaît pour cause une irritation rhumatismale ou goutteuse ; mais si le cas se présentait, comme on en trouve divers exemples consignés dans les livres, on chercherait à exciter l'action de l'organe cutané et la *transpiration* ou à rappeler la *goutte* dans le lieu habituel qu'elle occupe par l'emploi des gilets et des caleçons de flanelle [1], des boissons sudorifiques, des eaux thermales, par l'établissement d'un exutoire dans un endroit éloigné de celui où l'irritation s'est fixée, par les pédiluves sinapisés, l'application de six à huit sangsues sur le pied, etc. »

Un peu plus loin, l'arthritisme ou la syphilis, sinon l'un et l'autre, sont prévus :

« Si l'ophtalmie est déterminée par la rétrocession des dartres et de toute autre éruption cutanée, il faut d'abord tout employer pour rappeler l'exanthème vers la partie qui lui servait de siège avant l'établissement de l'inflammation oculaire.

« On insistera en outre, pendant longtemps, dans les cas de dartres, sur l'emploi des dépuratifs et des altérants, des sucs d'herbes, des infusions de plantes chicoracées, des préparations antimoniales et des sudorifiques combinés, suivant l'exigence des cas avec les mercuriaux. »

---

[1] Le rôle de la flanelle a été heureusement depuis expliqué d'une façon plus logique et moins révolutionnaire.

Cette digression dans le domaine des idées anciennement en cours sur les conjonctives, nous amène à parler de la métastase dans cette affection et par extension dans toutes les affections oculaires.

Il est certain que l'œil en général, la cornée et la conjonctive en particulier, sont des organes sujets à répercussion métastatique.

Il n'est pas rare d'observer chez l'enfant et le vieillard le retour de certaines kératites ou conjonctivites après suppression d'un émonctoire naturel ou thérapeutique.

Cela veut-il dire qu'il faille respecter, ramener ou provoquer ledit émonctoire? Non certes, en général du moins; mais il y a lieu de rechercher la diathèse générale, cause de la manifestation locale et de diriger le traitement contre la dyscrasie constitutionnelle, même dans ses effets larvés.

Nous verrons alors les symptômes locaux en voie de manifestation s'amender, sans qu'il y ait lieu de respecter ou d'entretenir la suppléance obsédante de l'émonctoire dérivatif.

L'action de la diathèse causale étant annihilée ou suffisamment atténuée, tous les effets locaux d'allure naturelle ou pathologique disparaîtront sans la moindre répercussion gênante ou dangereuse du côté de l'œil dans ses organes internes ou externes.

Que si, au contraire, on agit seulement en vue de la manifestation locale sans se préoccuper de la diathèse, il y a tout lieu de ne point s'étonner et même quelquefois de se méfier d'une réapparition à distance et du côté de l'œil notamment des efflorescences topiques de ladite diathèse.

Il n'est pas rare en effet de voir à un eczéma cédant

au traitement uniquement local, sans l'aide du traitement général ou du régime, succéder un catarrhe bronchique grave, quelquefois mortel, ou une poussée hémorroïdaire, ou bien, dans la sphère qui nous occupe actuellement, une conjonctivite et mieux encore une kératite à marche chronique ou récidivante.

Nous conclurons en conséquence que la thérapeutique de la conjonctivite arthritique rhumatismale ou goutteuse devra comprendre, en outre du traitement local, le traitement général dirigé contre la goutte ou le rhumatisme.

Nombreux seront encore les cas rebelles à cette double médication, aussi bien dirigée qu'elle puisse être, si nous ne savions combiner avec ce traitement général les prescriptions d'un régime antiarthritique, d'autant plus strict et méthodique que la diathèse sera plus développée, plus invétérée, plus récalcitrante en un mot.

Souvent même le régime seul, une fois qu'il aura été mis au point pour le malade qui nous occupera en particulier, ce régime suffira complètement à maintenir à l'état de santé oculaire absolue ce malade chez qui le traitement uniquement local n'eût amené aucun résultat, et qui aura été amélioré et mis sur la pente de la guérison par l'association bienfaisante du traitement topique à la médication antiarthritique, aidés du simple régime à observer ultérieurement, mais alors quelquefois dans ses plus minutieux détails.

Dans le régime nous comprenons naturellement les agents physiques et l'exercice qui en constituent deux des éléments les plus importants.

Il y aura lieu de se préoccuper en outre des habitudes de travail du sujet observé.

Le rhumatisme étant une affection plus que d'autres encore à exacerbation vespérale, il faudra proscrire au début du traitement d'une conjonctivite arthritique tout travail exigeant le concours d'une vision appliquée (lecture, écriture, couture, etc.), il faudra proscrire, disons-nous, le travail du soir. On pourra, lorsqu'il est impossible de faire autrement, le remplacer avantageusement par le travail du matin à la lumière naturelle, dans les jours longs et même à la lumière artificielle en hiver. Nous avons maintes fois remarqué que l'œil atteint de conjonctivite rhumatismale tolère parfaitement le travail du matin à la lumière, même imparfaitement installée, alors qu'il est rebelle à toute application vespérale de la vision à une besogne attentive.

Ce fait semblerait confirmer notre humble opinion sur la nature diathésique de cette affection, et sur sa relation avec l'auto-intoxication chez le ralenti de la nutrition. Asthmatique, cardiaque ou brigthique, il présentera de la dyspnée en rapport avec la confluence des toxines dans son organisme ; conjonctivitique, son œil sécrétera et manifestera de la rougeur de la photophobie, du larmoiement sous la même influence toxique nocturne ; son rein ne suffisant pas à l'élimination des toxines ou des sels de l'alimentation diurne.

CHAPITRE XIII

MALADIES DE LA CONJONCTIVE *(suite)*.

II. — CONJONCTIVITE PHLYCTÉNULAIRE (HERPÉTIQUE OU ECZÉMATEUSE)

SOMMAIRE. — II. Les dénominations synonymes de la conjonctive phlycténulaire indiquent sa nature diathésique. — Sa fréquence relative en ville par rapport à la campagne. — Rare chez l'adulte, très fréquente chez l'enfant. — Rôle de la mucine dans la production de la conjonctivite strumeuse. — Influence de l'air confiné sur l'apparition de la conjonctivite phlycténulaire. — Influence des saisons sur l'éclosion des conjonctivites pustuleuses. — Rôle diagnostique de la médication des conjonctivites dyscrasiques. — Rôle de l'autointoxication dans la conjonctivite phlycténulaire. — Médication phosphatée et lacto-phosphatée. — Médication iodique. — Traitement local antiseptique. — Incompatibilité éventuelle de certaines médications locales avec la médication générale ordinaire.

Cette affection de l'œil a été aussi dénommée eczéma de la conjonctive, conjonctivite herpétique, conjonctive pustuleuse, conjonctivite lymphatique, conjonctivite scrofuleuse.

Ces différentes appellations indiquent bien que les divers auteurs et les parrains de cette maladie, en la baptisant, se sont inspirés du rôle joué par l'état général dans la production de cette manifestation localisée à la conjonctive.

Il semblerait, d'après les qualifications variées de cette espèce de conjonctivite, que sa cause est attribuée par les oculistes à deux sortes de diathèse : l'arthritisme (conjonctivite herpétique pustuleuse, eczémateuse), et la scrofule (conjonctivite lymphatique scrofuleuse).

Or actuellement scrofule est à peu près synonyme de tuberculose.

Si nous admettons que la conjonctivite phlycténulaire est rarement de nature vraiment tuberculeuse, il reste à l'actif de l'arthritisme (eczéma, herpès) le plus fort contingent des conjonctivites, dites de nature scrofuleuse, et qui sont en général d'essence herpétique ou eczémateuse.

Cete affection attaque de préférence l'enfant et, surtout, l'enfant habitant la ville, où l'alimentation trop azotée en général et l'air confiné, facteurs d'arthritisme à outrance, font plus de ravages qu'à la campagne.

Le petit campagnard lutte en effet plus avantageusement contre la diathèse, grâce au grand air avec une alimentation moins azotée, l'exercice physique et une tension intellectuelle moins accentuée. Il vit de la vie végétative presque absolue, alors que le petit citadin est de bonne heure un petit intellectuel au système nerveux surchauffé et par suite à circulation moins active, un congestif en herbe aux oxydations incomplètes, un ralenti de la nutrition, un arthritique en un mot. Alors son organisme lutte contre les effets de ces oxydations imparfaites par les émonctoires pathologiques, les éruptions de toute sorte et son œil paiera un tribut obligatoire à l'eczéma, à l'herpès, etc.

Il jette sa gourme, dira-t-on ; c'est sa façon d'éliminer sa mucine en excès, que le petit paysan fabrique en moindre quantité, grâce au fonctionnement plus normal de sa peau, à la transpiration plus abondante, à ses combustions plus complètes sous l'influence de la respiration plus active, toutes conséquences de l'exercice plus violent, plus répété ou plus continuel auquel il peut se livrer à son aise à la ferme, au grand air en un mot.

Le petit citadin n'en peut faire autant dans son appartement trop exigu, à l'école ou au square, où la durée de sa promenade à heures fixes est parcimonieusement ménagée et comptée comme temps perdu pour son instruction.

Par l'arthritisme encore nous expliquerons la fréquence de ces affections au printemps et à l'automne, car d'observation courante cette diathèse exerce ses ravages surtout à ces deux époques de l'année et du côté de l'œil en particulier.

Nous attribuerons donc le rôle principal dans la production de la conjonctivite phlycténulaire à l'état général diathésique et nous ne croyons pas pouvoir admettre qu'elle comporte un caractère microbien spécifique dans les cas qui ne seraient pas des conjonctivites phlycténulaires franchement tuberculeuses, heureusement rares et qui ont alors en général pour témoin le gonflement des ganglions tributaires de la région.

Du reste, les essais d'inoculation et de reproduction expérimentales de la maladie n'ont réussi qu'à donner des conjonctivites inflammatoires sans caractère spécial et nous sommes obligés de tout rapporter au compte de l'état général de la dyscrasie constitutionnelle en réalité.

La plupart des oculistes attachent une importance considérable à la médication générale, car on a remarqué combien cette médication était nécessaire et bienfaisante, lorsqu'elle est exactement appropriée à la diathèse particulière du sujet en observation. Elle assure une guérison plus régulière, plus prompte, évite les rechutes ou les récidives qu'elle retarde manifestement.

Elle sert en outre de pierre de touche à la diathèse et permet de reconnaître l'erreur, si on traite une conjonctivite phlycténulaire de nature scrofulo-tuberculeuse pour une conjonctivite phlycténulaire arthritique ou réciproquement.

En effet la médication tonique et par suite arthritisante (vins généreux, viande saignante, huile de foie de morue créosotée ou non, régime chloruré, bains salés, climat marin) conviendra à la conjonctivite de nature tuberculeuse qui nécessite une médication d'épargne. Elle ne conviendra pas à la conjonctivite herpétique ou eczémateuse qui demande une thérapeutique altérante, les alcalins, une alimentation facilement désassimilable et l'exagération des oxydations.

Un médicament, toutefois, conviendra presque toujours aux deux variétés ; c'est le chlorhydro ou le lactophosphate de chaux agissant par son acide chlorhydrique ou lactique et le phosphore sur le chimisme stomacal souvent enclin à l'hypochlorhydrie, chez des sujets atteints de phlyctènes conjonctivales.

Cette observation nous a donné à penser que l'intoxication jouait un rôle dans la production de la phlyctène conjonctivale, comme dans toute manifestation arthritique ayant pour cause réelle l'hyperfonction hépatique.

Le foie surmené ne peut dans ces cas-là aseptiser suffisamment le bol alimentaire, surtout s'il y est incomplètement aidé par la fonction sécrétoire des glandes de l'estomac. Alors l'acide phosphorique et l'acide chlorhydrique ou lactique ingérés sous forme de médicament suppléent momentanément à l'insuffisance de la sécrétion gastrique et hépatique, complètent l'asepsie ou l'antisepsie alimentaires et les toxines réduites en quantité ou virulence n'ont plus recours à la suppléance de la peau ou de la muqueuse oculaire en particulier pour s'éliminer et débarrasser l'organisme, et l'on voit disparaître les éruptions cutanées ou conjonctivales.

Au traitement général diététique ayant pour but de diminuer la production et l'élimination microbienne par la conjonctivite, il y a lieu aussi d'assurer le traitement local antiseptique, destiné à détruire *in situ* les microbes efflorescents sous forme de phlyctènes, pustules, herpès, eczéma ou même tubercules.

L'arsenal de la thérapeutique locale oculaire est amplement fourni de lotions antiseptiques et de pommades ou collyres, autrefois dits irritants et simplement antiseptiques.

On y pourra choisir telle préparation qui plaira, à condition de tenir compte, comme il a été exposé dans un chapitre précédent, des combinaisons ou décompositions de quelques médicaments en présence des larmes de certains sujets et surtout si la composition des larmes ou des sécrétions extraoculaires est influencée par l'administration à l'intérieur de certains médicaments, tels que les iodures, en particulier, qui s'éliminent abondamment à la surface de la muqueuse conjonctivale, qui en est quelquefois saturée.

CHAPITRE XIV

MALADIES DE LA CORNÉE

Sommaire. — Classification des kératites. — Kératites microbiennes ou infectieuses. — Kératites diathésiques. — La kératite arthritique et la kératite tuberculeuse à forme phlycténulaire sont d'un diagnostic différent et difficile.

I. Kératite à forme phlycténulaire herpétique ou eczémateuse. — Siège de prédilection de la phlyctène. — La phlyctène est éphémère. — La kératite phlycténulaire est-elle infectieuse ? — On ne peut la reproduire à volonté. — C'est une affection accompagnant les dermatoses dont elle est l'analogue.

II. Kératite vésiculeuse. — Zona ophtalmique. — Herpès, iris. — Le zona ophtalmique est une trophonévrose. Cette trophonévrose est elle-même en relation avec les phénomènes biochimiques de l'autointoxication. — Explication de la photophobie des kératites vésiculeuses en particulier. — Traitement local et traitement général éclairé par l'analyse biologique des urines.

III. Gérontoxon. — Arc sénile. — Le gérontoxon est une sclérose de la cornée en rapport avec la sclérose ou l'athérome généralisés. — Il est plus fréquent chez les individus issus de parents âgés ou quelquefois simplement atteints d'artériosclérose et d'athérome anticipés, mais déjà institués au moment de la procréation. — Analogie du gérontoxon et de la canitie. — Indication fournie par le gérontoxon en cas d'intervention chirurgicale du côté de la cornée. — Ses rapports avec le glaucome et la cataracte sénile.

Procédant à l'étude des affections de la cornée, nous diviserons ces maladies en deux grandes classes conformément au tableau suivant :

KÉRATITES MICRO-BIENNES OU INFEC-TIEUSES.	Diphtéritique (Klebs, Lœffler). Membraneuse (staphylo-streptocoques). Purulente (Neisser). Sphacélique (staphylo-streptocoques, variole). Tuberculeuse (Koch). Granuleuse.	
KÉRATITES DIATHÉ-SIQUES.	Arthritiques à forme phlycténulaire	Impétigineuse. Herpétique (zona). Eczémateuse.

Parler de la première catégorie de ces affections n'entre pas dans le cadre de notre étude de l'œil arthritico-diathésique. Mais au contraire nous devons nous arrêter un peu au chapitre des kératites phlycténulaires, parce que l'arthritisme et la tuberculose et la syphilis atteignent fréquemment sous cette forme la cornée en affectant plus particulièrement, l'un ou les autres, une des portions du tissu cornéen.

L'arthritis s'attaque de préférence au revêtement épithélial externe, vu son analogie de constitution anatomique, sur la constitution des épithéliums cutanés.

La tuberculose et son microbe intéresseraient de préférence la couche sous-épithéliale externe et la membrane de Descemet.

La syphilis, au contraire, exerce ses ravages sur le tissu fibreux, dans les mailles du parenchyme cornéen et sur la membrane de Descemet.

I. — KÉRATITE A FORME PHLYCTÉNULAIRE HERPÉTIQUE OU ECZÉMATEUSE.

Cette variété la plus fréquente des kératites débute

à la surface de la cornée par une ou plusieurs petites
opacités miliaires siégeant un peu partout depuis le
limbe scléro-cornéen jusqu'au centre de l'organe lui-
même.

On voit rarement la phlyctène elle-même, qui se
comporte comme les vésicules d'herpès de la muqueuse pharyngienne et qui éclate aussitôt formée
pour ne laisser voir que la surface nécrosée, grisâtre
ou exulcérée, brillante comme une facette cristalline.

Certains auteurs reconnaissent à cette affection une
cause infectieuse, mais nous ne sachons pas qu'on ait
pu la reproduire expérimentalement, et il est permis
de penser que le diagnostic clinique différentiel a pu
prêter à confusion entre la kératite scrofulo-tuberculeuse, qui, elle, détient son caractère infectieux du
bacille de Koch, et la kératite phlycténulaire diathésique par hyperacidité organique ou arthritique.

N'est-il pas préférable d'admettre le rôle biochimique nécrosant, ou par suite de trophonévrose, de
l'hyperacidité organique sur les épithéliums cornéens,
rôle déjà admis en ce qui concerne les épithéliums
cutanés dans les dermatoses ?

Nous aurons ainsi l'explication d'apparence plausible
de ces épiphénomènes attribués tantôt à la scrofule,
tantôt au lymphatisme et accompagnant si fréquemment les éruptions cutanées, herpès, eczéma, quelquefois généralisées, mais plus souvent localisées simultanément à la face ou aux paupières.

Telle est la kératite vésiculeuse ou herpès de la cornée, que l'on a quelquefois appelé idiopathique, parce
qu'on en méconnaissait la cause générale et par suite
le traitement spécial, qui la fait disparaître ou l'atténue
dans la mesure du possible.

II. — KÉRATITE VÉSICULEUSE. ZONA OPHTALMIQUE.

HERPÈS IRIS.

En ce qui concerne la kératite vésiculeuse, accompagnant le zona ophtalmique, nous sommes d'avis qu'il s'agit encore d'une trophonévrose, laquelle trophonévrose est elle-même en relations directes de cause à effet avec l'éruption, dont le mécanisme de production serait le suivant.

Le nerf ou la terminaison nerveuse sur le territoire desquels s'est produit l'éruption, impressionné défavorablement par l'excès d'acidité générale du sujet, ou par suite d'autointoxication localisée aux vasculaires nerveux, ne remplit plus sa fonction d'entretien de la vitalité dudit territoire. Alors, son épithélium de revêtement externe se nécrose et, après mortification, se sépare du tissu sain qui sécrète de la lymphe formant la sérosité de la vésicule. Cette vésicule, sous la poussée du liquide qu'elle contient et qui la dilate, d'une part, et sous l'influence des frottements et de la pression des paupières, d'autre part, éclate et forme un petit ulcère mettant à nu les terminaisons nerveuses sous-épithéliales de la cornée, terminaisons ultra sensibles à la lumière, d'où photophobie, et au toucher, d'où résistance à l'ouverture des paupières dont l'inertie est alors sollicitée, et par la photophobie à laquelle elle remédie en formant écran, et par la douleur que produit le frottement pourtant si léger et si lisse de la muqueuse palpébrale contre la cornée.

Au traitement local légèrement antiseptique ou au moins aseptique et quelquefois hypoacidifiant, il sera très important d'adjoindre le traitement général et le régime antiarthritique qui, combinés, seront la clef d'une guérison assurée dans sa marche régulière et dans son issue aussi heureuse et aussi prompte que possible.

Comme dans la conjonctivite phlycténulaire, il pourra arriver que le traitement soit la pierre de touche nécessaire à la connaissance exacte de la variété infectieuse ou diathésique de la maladie. L'insuccès d'une médication et le succès de son antagoniste montrent, à défaut de l'examen histologique, souvent impossible, et de l'analyse biologique des urines, quelquefois difficile à obtenir, quelle est la nature exacte des lésions locales observées chez un sujet dont on connaîtrait ainsi déjà le schéma biologique.

III. — GÉRONTOXON. ARC SÉNILE.

On appelle ainsi une opacité cornéenne, le plus souvent hémi-circulaire, souvent encore circulaire, occupant dans le premier cas la portion marginale supérieure, et dans le second cas tout le cercle marginal de la cornée.

C'est en somme une sclérose géométriquement localisée de la cornée et qui est liée à un trouble de la nutrition locale de cet organe et en rapport fréquent avec l'athérome ou la sclérose artérielle généralisée, dont elle est souvent le premier symptôme apparent et objectif.

Aussi la voit-on plus fréquemment chez les personnes issues d'un des deux ou de deux conjoints âgés au moment de la conception.

Dans le cas contraire, l'enquête révèle que l'ascendant, s'il n'était pas avancé en âge, était par tempérament acquis plus usé qu'on ne l'est en général à la même période de l'existence, et l'on retrouve chez lui les anamnestiques de la sclérose anticipée dont il a transmis la prédisposition et l'aptitude physique à son descendant. Celui-ci l'a traduite par cette marque plus ou moins prononcée de sénilité locale, sinon générale.

L'athérome et la sclérose étant presque toujours le produit de l'arthritisme personnel ou héréditaire, il nous semble permis de rattacher à la diathèse arthritique la cause première de cette petite tare.

Ou bien on pourra en conséquence essayer le traitement général de l'arthritisme, si le gérontoxon faisait des progrès menaçants pour la transparence de la cornée, dans sa région prépupillaire, ou bien encore chez certains sujets dont la coquetterie souffre de la présence sur la cornée de ce limbe argenté, qui est à l'œil ce que le cheveu blanc est à la chevelure.

De toutes façons nous devrons tenir compte de ce symptôme prémonitoire ou concomitant de la sclérose ou de l'athérome dans le cas d'intervention sur la cornée. Les plaies opératoires intéressant l'arc sénile en question guérissant un peu moins promptement que les autres et demandant par suite une surveillance au moins momentanée de l'état général et du régime du sujet qui en est porteur. Nous devrons aussi nous méfier en pareil cas du glaucome dont il est quelquefois le signe précurseur et aussi le facteur pour une part, c'est-à-dire, quand il est accompagné de la sclérose simultanée de la sclérotique dans la région du limbe.

Le gérontoxon est encore le signe concomitant extérieur d'opacités cristalliniennes, quelquefois centrales, manifestes, d'autres fois périphériques et encore masquées par l'iris.

CHAPITRE XV

MALADIES DE L'IRIS

IRITIS ARTHRITIQUE, RHUMATISMALE
OU GOUTTEUSE

SOMMAIRE. — L'iris est la place forte du rhumatisme oculaire. — Le tiers des iritis est d'origine arthritique. — Analogie de l'iritis séreuse et du rhumatisme articulaire. — La kératite ponctuée est une forme de l'iritis appelée descemétite et analogue à la pleurésie séreuse. — L'iritis est aussi, quelquefois, purulente ou hémorrhagique, comme certaines arthrites. — Analogie du rhumatisme musculaire et de l'iritis parenchymateuse. — Classification des iritis morbides en deux grandes classes : iritis arthritico-diathésique à variétés goutteuse rhumatismale et blennorrhagique et iritis infectieuse spécifique à variétés syphilitique, et tuberculeuse.

I. *Iritis arthritico-diathésiques.* — Caractères des iritis arthritiques. — Opinion de de Wecker et Masselon. — Iritis rhumatismale et iritis goutteuse. — Leurs signes diagnostiques différentiels. — L'iritis goutteuse est moins grave que la variété rhumatismale. — L'iritis rhumatismale répond mieux au traitement qu'au régime ; l'iritis goutteuse répond mieux au régime qu'au traitement. — Importance du régime associé au traitement général. — Moyen d'éviter les rechutes. — Que faut-il entendre par le mot *guérison* dans un cas d'iritis ?

L'iris a de longue date été considéré comme la

place forte du rhumatisme, quand celui-ci atteint le globe oculaire. Rarement, autrefois, croyait-on devoir reconnaître les manifestations de la diathèse arthritique du côté de cet organe.

Actuellement, sur 100 cas d'iritis, 30 environ sont de nature rhumatismale admise par la statistique.

L'iritis séreuse des auteurs n'est autre qu'une iritis arthritique ; mais alors c'est la variété rhumatismale vraie, alors que l'iritis arthritique décrite comme rhumatismale, jusqu'alors, serait à notre avis, la plupart du temps, une iritis goutteuse.

En outre, l'iritis séreuse présente, comme analogie avec le rhumatisme, sa tendance plus fréquente à l'acuité qui l'a fait comparer à une lymphangite antérieure, dans les cas d'iritis pure, et à une lymphangite généralisée, dans les cas d'iritis s'étendant aussi à la choroïde d'ou irido-choroïdite.

La kératite ponctuée qui n'est pas une kératite, mais bien une forme d'iritis superficielle, localisée à la membrane de Descemet, d'où son nom de descemétite, n'est-elle pas comparable cliniquement à la manifestation du rhumatisme subaigu du côté de la séreuse d'une articulation ou de la séreuse pleuro-pulmonaire, avec ses dépôts sous forme de points ou de plaques tapissant l'endothélium qu'elle atteint et nécrose en louchissant le liquide physiologique, ordinairement sécrété par elle.

Comme dans le rhumatisme pleural ou articulaire, ne voit-on pas quelquefois l'exsudation, qui accompagne cette inflammation, devenir fibrineuse au point d'agglutiner l'iris au cristallin sur un ou plusieurs points de sa surface ou du bord libre, quand ce n'est pas sur la totalité de sa face postérieure ?

La comparaison morphologique peut encore se continuer dans les cas où l'inflammation, comme dans l'iritis dite séreuse, est assez considérable pour amener des épanchements sanguins ou purulents et comme dans l'arthrite et dans la pleurésie hémorrhagique ou purulente.

On pourrait en dire autant de l'iritis parenchymateuse, qui n'est autre chose qu'une iritis rhumatismale, non plus simplement superficielle et séreuse, mais une iritis rhumatismale séreuse et musculaire, car dans ces cas, toute la trame de l'iris est atteinte par le rhumatisme se manifestant alors plus gravement et sous la forme infectieuse et généralisée à l'ensemble de l'organe.

Nous serions donc d'avis de n'admettre que trois variétés d'iritis, les iritis traumatiques, dont nous n'avons pas à nous préoccuper ici, et les iritis arthritico-diathésiques, dont les variétés sont : l'iritis arthritique, et les iritis infectieuses, syphilitique et tuberculeuse, avec leurs sous-variétés ou dérivées, suivant le tableau ci-dessous.

1° IRITIS TRAUMATIQUES.

2° IRITIS ARTHRITICO-DIATHÉSIQUES.
{ Rhumatismale.
{ Goutteuse.
{ Blennorrhagique.

3° IRITIS INFECTIEUSES SPÉCIFIQUES.
{ Syphilitique.
{ Tuberculeuse.

I. — IRITIS ARTHRITICO-DIATHÉSIQUE

(RHUMATISMALE GOUTTEUSE)

Laissant de côté la variété d'iritis la plus fréquente, l'iritis syphilitique, et l'iritis scrofulo-tuberculeuse, qui n'entrent pas dans le cadre de notre étude, nous décrirons avec de Wecker et Masselon l'iritis arthritique en ces termes, mais en nous réservant de la classer dans une variété autre que celle qu'ils lui indiquent dans leur *Manuel d'Ophtalmologie*, p. 269, sous le titre « Iritis rhumatismale (arthritique) ». « Ce qui caractérise cette forme d'iritis, c'est la participation du tissu épiscléral (probablement aussi de la fibre sclérale) à l'inflammation de l'iris. Au début, on pourrait parfois hésiter avec une épiscléritis, tellement les symptômes d'iritis sont peu accusés, mais, peu à peu, la nature plastique de cette forme d'iritis s'accentue, en donnant lieu à des synéchies qui ne cèdent, même pendant la période de décroissance de la maladie, que fort difficilement à l'action des mydriatiques.

« La disparition des symptômes d'injection et de gonflement du tissu épiscléral, à l'entour de la cornée, se montre dans l'iritis rhumatismale bien *plus lentement* que dans *d'autres formes d'iritis plastique*, et l'affection tend, sous la moindre action nuisible, (principalement l'influence du froid humide) à se reproduire.

« Il est donc rare que l'on voie une iritis rhumatismale se dissiper promptement et sans laisser d'adhérences.

« En outre, aucune autre forme ne présente plus de tendance aux rechutes ; aussi, ne serait-on peut-être pas bien éloigné de la vérité, en assignant à la maladie, que le praticien est convenu de désigner sous le nom d'iritis à rechutes, une nature rhumatismale. »

Nous trouvons là une description succincte et magistrale de l'iritis arthritique, mais avec toute la déférence que comporte la notoriété méritée de ses illustres auteurs nous sommes obligés de penser que telle n'est point l'iritis arthritique à forme rhumatismale, mais que telle est au contraire l'iritis arthritique à forme goutteuse.

En effet, dans les cas d'iritis à symptômes séreux et correspondant à la description de cette affection, conforme à celle de de Wecker et Masselon, nous avons eu l'occasion fréquente de faire procéder à l'analyse biologique des urines des sujets atteints et, presque toujours, nous avons obtenu un résultat nous permettant de conclure à la diathèse arthritique, à variété rhumatismale.

Au contraire, dans les cas décrits, du type formulé ci-dessus, « avec participation du tissu épiscléral à l'inflammation de l'iris » en général moins aiguë, moins exsudative, à exsudat moins louche, à tendance plus chronique ; notre analyse complète a révélé, la plupart du temps, la diathèse arthritique, mais à prédominance goutteuse et non pas rhumatismale.

Cliniquement, en outre, l'iritis séreuse rhumatismale vraie et l'iritis, dite arthritique rhumatismale, mais purement goutteuse, d'après nous, se présentent sous un aspect différent et comparable à l'aspect distinct de l'articulation ou de la séreuse articulaire atteinte par le rhumatisme d'une part ou par la goutte d'autre part.

Dans l'iritis rhumatismale, l'œil (iris, cercle ciliaire, membrane de Descemet) a l'air plus séreux, pour ainsi dire, plus infiltré, plus voisin de l'œdème, les symptômes sont plus inflammatoires et exsudatifs ; dans l'iritis goutteuse, l'œil est plus sec, moins enclin à l'exsudation. L'exsudation moins plastique, la vascularisation plus racémeuse ou arborescente, plus limitée extérieurement au cercle ciliaire et les synéchies moins résistantes sont en général circonscrites au bord libre et affectent plus rarement la surface postérieure, dans sa totalité surtout.

En outre, l'iritis goutteuse nous a toujours paru se compliquer, plus rarement, de la choroïdite qui complique, au contraire, si souvent, et d'une façon si fâcheuse, l'iritis séreuse.

En un mot, l'iritis goutteuse nous a semblé moins grave que l'iritis rhumatismale vraie.

En thérapeutique, l'iritis rhumatismale répond mieux au traitement qu'au régime, l'iritis goutteuse s'améliore davantage par le régime que par le traitement, qui est moins spécifique, pour ainsi dire.

En ce qui concerne la tendance aux rechutes et la lenteur de la guérison, nous ne croyons pas qu'il y ait prédominance du côté de l'iritis rhumatismale ou de l'iritis goutteuse.

Toutes les deux participent dans leurs allures de l'arthritisme en général, et leur marche ou leurs récidives doivent être attribués à l'atténuation du progrès ou au retour offensif de la diathèse.

Ces alternatives déconcertantes de mieux et de plus mal, l'arrêt dans la guérison, les retours en arrière seront fréquents et dérouteront le clinicien, s'il s'attache au seul traitement local, même si ce traitement est parfaitement approprié à la forme et à la phase du mal.

Ces phénomènes se produisent encore, mais plus rarement, si à la médication locale classique et ordinaire on associe le traitement spécifique de la goutte ou du rhumatisme, suivant la variété diathésique générale reconnue après enquête.

La connaissance, suivant les notions actuelles, du terrain et, en particulier pour les cas dont s'agit présentement, de la diathèse arthritique, c'est-à-dire, par hyperacidité organique, nous a donné, semble-t-il, la clef du secret des guérisons moins lentes, plus régulières et presque toujours uniformément progressives des iritis arthritiques ordinaires ou à rechutes rebelles, autrefois, au traitement local doublé de la médication générale antidiathésique spéciale.

Encore faut-il que le malade n'ait pas attendu pour se soigner que les adhérences soient déjà invétérées et irréductibles, bien que certaines synéchies, cotées comme indestructibles, autrefois, cèdent encore au traitement associé au régime et prolongés tous les deux, alors que, jadis, elles résistaient victorieusement au traitement seul, aussi longtemps qu'il fut continué.

En effet, le succès de la thérapeutique actuelle de l'iritis diathésique, sous quelque forme que cette iritis se présente, réside dans l'application méthodique et rationnelle de la trilogie suivante : médication locale, traitement général et, surtout, régime approprié, minutieusement institué et surveillé avec une sollicitude ferme et éclairée.

Par le régime autant et plus que par la médication, nous amenderons le terrain qui a été propice à l'éclosion de la manifestation diathésique.

Par le régime, ce terrain étant amélioré, nous maintiendrons la diathèse en respect et c'est alors que, la dyscrasie étant modifiée, nous ne verrons plus ou nous verrons bien plus rarement des rechutes au cours de la maladie ou des récidives, si le malade observe ses prescriptions diététiques, dans le premier cas pour guérir, dans le deuxième cas pous se maintenir à l'état de santé et ne plus récidiver.

L'iritis arthritique rhumatismale ou goutteuse est une

des affections les plus graves de l'œil et l'on peut, en résumé, la comparer à un petit drame dont le prologue est la diathèse produite, elle-même, par les écarts de régime de l'ascendant dans la diathèse atavique, du malade lui-même si la diathèse est simplement acquise, de tous les deux, si la diathèse est hérédo-acquise.

Le dénouement heureux, fugace ou persistant, de la maladie ou son issue funeste dépendront bien plus de la médication générale et du régime s'adressant à la diathèse, facteur morbide en l'espèce, que du traitement local.

Toutefois, ce traitement local aussi hâtif que possible, est utile, très important et absolument nécessaire pour permettre aux deux alliés, médication et régime, qui agissent plus ou moins rapidement, de vaincre la dyscrasie constitutionnelle propre au sujet.

L'oculiste ne doit donc, sous aucun prétexte, se désintéresser de la question du traitement général et du régime. Il doit l'instituer au contraire ou, s'il le préfère, après avoir reconnu la variété arthritique à combattre, indiquer son diagnostic spécial et éclairer avec sagacité le traitement général dont il suivra la marche, s'il n'en reste chargé personnellement.

Le succès n'est obtenu qu'à cette condition, car un écart dans la médication ou dans le régime est presque toujours fatalement suivi de la récidive ou de la rechute si déconcertante de jadis, et qui devient ainsi non seulement explicable, après qu'elle s'est produite, mais qu'il est possible et même facile de prédire à celui qui sera tenté de s'y exposer au vu et su du médecin traitant.

Nous ne saurions trop insister sur l'importance de ce détail que nous qualifions de capital, car guérir une

iritis n'est réellement méritoire que lorsque la guérison est radicale et complète, c'est-à-dire sans persistance de la moindre petite adhérence ; or, maintes fois,
nous a-t-il été donné d'obtenir ce résultat au début et
de voir ensuite, lorsque le malade, se croyant délivré
de son ennemi, s'était livré à un écart de régime, l'iritis
récidiver, de nouvelles adhérences s'instituer et nous
donner plus de peine à les résoudre après cette récidive.

Quelquefois même, si le malade confus du résultat
fâcheux de son imprudence a hésité trop longtemps à
consulter à nouveau, on voit persister une ou plusieurs
synéchies constituant pour son œil l'épée de Damoclès
dont il faut le délivrer par l'iridectomie.

CHPITRE XVI

MALADIES DE L'IRIS (*suite*).

II. — IRITIS BLENNORRHAGIQUE

Sommaire. — Opinion de de Wecker et de Panas sur la nature de l'iritis blennorrhagique. — Action de la blennorrhagie sur le rein. — Action indirecte des médications intempestives de la blennorrhagie sur l'éclosion des iritis blennorrhagiques. — Comment la blennorrhagie, gênant la fonction de dépuration rénale et, par suite, favorisant l'autointoxication, produit ou accentue l'arthritisme et peut amener à sa suite l'iritis rhumatismale dont le facteur immédiat est l'hyperacidité organique. — Théorie de de Wecker et Masselon. — Pour nous l'iritis blennorrhagique n'est pas d'ordre infectieux, mais toxique. — On n'a pas trouvé de bacilles de Neisser dans le liquide de la chambre antérieure après ponction dans les cas d'iritis blennorrhagique. — Cas d'iritis gonorrhéique de Mackensie, de Sonder. — (Observations d'iritis blennorrhagique à rechutes publiées par Gendron dans l'*Ophtalmologie provinciale*). — Traitement local et traitement général de l'iritis gonorrhéique.

Avec Panas et de Wecker nous admettons que l'iritis blennorrhagique n'est qu'une variété de l'iritis arthritique et cela, parce que nous estimons que la blennorrhagie exerce sur le rein une action indirecte arthritisante.

Quelquefois aussi la médication interne, elle-même, de la blennorrhagie (copahu, cubèbe, santal), aujourd'hui abandonnée par les médecins compétents et avisés, mais toujours en honneur dans la plupart des officines pharmaceutiques, concourt à cette action néfaste du côté du rein, action se manifestant par des éruptions cutanées, connues sous le nom de roséole copahivique et cubébique notamment.

Sous l'influence de l'infection blennorrhagique, ou bien le rein est congestionné et ses canalicules sont engorgés; sa fonction éliminatoire et dépurative est alors entravée, le rein devient insuffisant et il y a rétention des toxines urinaires sécrétées en quantité normale, ou bien le rein est dans son état normal et fonctionne naturellement, mais, en revanche, la neisscrose amène dans l'organe une surproduction de toxines dépassant la puissance d'élimination du rein, et il y a encore rétention des toxines urinaires alors en excès. Or, qu'est-ce que l'arthritisme, sinon une manifestation de l'insuffisance absolue ou relative de la dépuration rénale, d'où auto-intoxication, et comment se traduit en général cette intoxication, facteur de l'hyperacidité organique, sinon par l'arthritis rhumatismale ou goutteuse, les dermatoses ou éruptions, qui ne sont à leur tour que l'expression de la fonction dépurative des séreuses, des muqueuses et de la peau, suppléantes attitrées du rein surmené ou malade.

L'iris est un composé musculaire et séreux remplissant les conditions des facteurs d'élimination supplémentaire ci-dessus énoncés, alors il n'est pas surprenant qu'il se prenne aussi, quand un facteur comme le bacille de Neisser, infectant et intoxicant au premier chef, vient à éclore dans l'urèthre, s'y développer et y produire des toxines qui encombrent l'organisme au point d'exiger pour leur élimination, certaines voies supplémentaires ou toutes les portes de sortie de cet organisme, luttant ainsi par ses propres moyens de défense naturelle contre l'invasion microbienne ou toxinique de provenance bacillaire.

De Wecker et Masselon dans leur Manuel précité. page 269, admettent l'identité de nature de l'iritis rhumatismale et de l'iritis blennorrhagique, mais en esquissant seulement l'explication du mécanisme de l'action arthritisante du bacille et de sa toxine sur le rein en particulier et sur tout l'organisme en général, et par une répercussion fâcheuse, sur sa fonction normale d'acidité. « Incontestablement, disent-ils, l'iritis blennorrhagique est une variété de la forme précédente (arthritique), elle s'en différencie par une évolution bien plus rapide et en ce que le caractère de plasticité est bien moins accusé ; par contre, il s'y ajoute constamment un certain degré de lymphangite oculaire. L'iritis blennorrhagique montre une prédilection toute particulière à alterner ou à succéder à l'attaque rhumatismale du genou. La tendance de certaines maladies (entraînant l'iritis, la kératite parenchymateuse), auxquelles on doit indubitablement reconnaître un caractère infectieux, à se localiser à la fois dans le segment antérieur de l'œil et l'articulation du genou, doit reposer sur des raisons anatomiques *qui déterminent des conditions particulières de nutrition (lenteur d'échange des liquides nourriciers et, par suite, séjour prolongé des germes infectieux).*

« En général, l'iritis blennorrhagique disparaît sous l'action d'un traitement approprié avec une assez grande rapidité. Mais sa nature *rhumatismale* se révèle par une tendance toute particulière à récidiver, même lorsque aucune trace de synéchie n'est restée après la première attaque et cela, quand l'individu montre la moindre velléité à la récidive d'une uréthrite. »

Non seulement l'iritis blennorrhagique réapparaît en même temps que l'uréthrite, mais souvent aussi sans que l'uréthrite récidive, ce qui prouverait encore et à l'appui des examens bactériologiques des liquides de la chambre antérieure que cette variété d'iritis n'est pas infectieuse à proprement parler, mais toxique, le poison microbien pouvant exercer son action, même après la disparition du bacille producteur de la toxine accumulée dans l'organisme qui n'arrive pas à s'en débarrasser en même temps.

L'*Ophtalmologie provinciale*, très intéressante revue oculistique que publie le Professeur Motais, avec le concours d'éminents confrères des départements et de l'étranger, dans son numéro d'avril 1905, nous donne sous la signature de Gendron (de Lorient) et sous le titre « L'iritis blennorrhagique à rechutes », une très intéressante communication qui résume l'état actuel de la question, et que nous estimons pouvoir compléter par notre théorie étiologique ci-dessus établie, et qui éclairera, croyons-nous, la genèse du rhumatisme admis par les principaux auteurs comme facteur de l'iritis, dite blennorrhagique ordinaire ou à rechutes.

« Depuis la description magistrale et restée classique de l'iritis gonorrhéique, donnée par Mackensie, dans son *Traité pratique des maladies des yeux*, un certain nombre de cas d'iritis compliquant la blennorrhagie ont été publiés. Tout récemment, dans la *Clinique ophtalmologique* du 10 décembre dernier, le Dr Sonder, assistant du Dr Lagrange, de Bordeaux, en a rapporté un nouveau cas, après un résumé bibliographique court, mais assez complet de la question. Nous avons nous-même parcouru tout ce qui a été écrit dans la littérature médicale sur ce sujet. Nulle part nous n'avons trouvé mentionnés des cas semblables à ceux que nous avons observés et que nous allons exposer aujourd'hui. Ces observations ont trait à une forme particulière d'iritis gonorrhéique, à laquelle nous donnerons le nom d'*iritis blennorrhagique à rechutes*. Nous appelons ainsi *une forme d'iritis apparaissant pour la première fois comme complication de la blennorrhagie et présentant des poussées successives sans accompagnement de nouvelles blennorrhagies.*

Mackensie avait bien signalé, dans sa description, des récidives de l'iritis accompagnant des récidives de blennorrhagies uréthrales. Après lui, Cheatam, Griffith et d'autres auteurs ont publié des cas semblables. Mais ce n'est pas de ces récidives dont nous voulons parler ici. La forme d'iritis que nous entendons décrire aujourd'hui est différente : il s'agit de rechutes de l'iritis sans nouvelle infection gonococcienne. Seul, Panas, dans son *Traité des maladies des yeux*, à l'article « iritis blennorrhagique », dit : « En général, cette iritis cède facilement à un traitement actif, institué dès le début ; mais les récidives sont à craindre, tant que subsiste l'écoulement uréthral. » Mais cet auteur ne cite aucun cas de ces récidives qui, d'ailleurs, ne rentrent pas absolument dans le cadre de notre *iritis à rechutes*, dans lequel il s'agit de malades n'ayant plus d'écoulement uréthral. Enfin, Panas ajoute : « Le terrain arthritique intervient pour beaucoup. » Ceci ne s'aurait s'appliquer à nos malades, puisque tous les trois n'étaient nullement arthritiques et que l'un d'eux n'a même jamais eu de complications articulaires [1].

Nous allons tout d'abord exposer l'histoire de nos malades :

OBSERVATION I. — Le 6 octobre 1903, nous voyons pour la première fois le sieur K... Yves, charron, âgé vingt-cinq ans. Voici ce qu'il nous raconte. A l'âge de dix-sept ans, K... a eu une première blennorrhagie ; huit jours après, il était atteint d'une conjonctivite très bénigne avec léger écoulement catarrhal, mais ne ressemblant en rien à la conjonctivite purulente à gonocoques ; puis, au bout de quinze jours, les deux yeux étaient pris d'iritis. Le tout guérit assez bien après quelques semaines de traitement.

A l'âge de vingt-deux ans, K..., étant au service militaire, attrape une seconde blennorrhagie. Cette fois encore les mêmes complications surviennent du côté des yeux, mais d'une façon plus sérieuse. L'iritis se complique de cyclite et la maladie traîne pendant plusieurs mois, d'autant que K... est pris d'arthrites polyarticulaires. Le malade reste six mois à l'hôpital. Au bout de ce temps, il sort à peu près guéri, avec une vision presque normale.

Mais depuis lors, c'est-à-dire depuis trois ans, il a chaque année une ou deux poussées d'irido-cyclite assez bénignes, d'ailleurs, tantôt dans un œil, tantôt dans l'autre, survenant sans cause apparente. K... n'est ni syphilitique, ni rhumatisant, ni alcoolique. Notons avec soin qu'il n'a pas attrapé de nouvelle chaudepisse depuis sa sortie de l'hôpital et que, d'autre part, ses articulations sont restées indemnes.

Aujourd'hui, 6 octobre 1903, il se présente à notre clinique en pleine poussée d'irido-cyclite à l'œil gauche,

[1] N'est-ce pas une erreur de croire que la diathèse arthritique n'existe pas chez un sujet qui n'a jamais présenté de manifestations articulaires ? Combien d'arthritiques s'ignorent et sont méconnus par le médecin lui-même, lorsqu'il n'a pas eu l'occasion de rechercher ou soupçonner la diathèse.

ayant débuté il y a une dizaine de jours. Il y a également une légère conjonctivite avec un peu de sécrétion muco-purulente. L'injection périkératique est intense; la chambre antérieure est trouble et présente à sa partie inférieure un léger hypopyon. L'iris est décoloré, la pupille est contractée avec réaction à la lumière con-servée, mais très paresseuse. L'éclairage oblique permet de constater la présence de synéchies postérieures aux deux yeux. Le corps vitré de l'œil gauche est trouble et ne permet pas de voir le fond de l'œil. L'acuité visuelle de cet œil est de 1/10, la vision de l'œil droit est de 1/4.

Traitement : Applications chaudes et lotions de l'œil avec la solution de cyanure de mercure à 1/5000; collyre à l'atropine, trois fois par jour ; vaseline iodoformée; frictions mercurielles du front et de la tempe.

Le 8 octobre, l'hypopyon ayant augmenté, nous prati-quons la paracentèse de la chambre antérieure à sa partie inférieure et recueillons le pus de l'hypopyon évacué pour l'examiner au microscope. Nous continuons les pan-sements antiseptiques chauds et le collyre à l'atropine.

Le 10 octobre, amélioration : l'hypopyon ne s'est pas reformé, le liquide de la chambre antérieure est encore trouble ; l'iris se dilate, mais irrégulièrement. Nous don-nons alors au malade, dans le but de faire de l'antisepsie générale, du calomel à l'intérieur, par prises de 5 centi-grammes tous les matins.

Le 16 octobre, le catarrhe conjonctival a complètement disparu ; l'injection périkératique diminue; il n'y a pas d'hypopyon ; l'acuité visuelle est de 1/6, le corps vitré, moins trouble, permet de voir assez nettement la papille.

Le 23 octobre, l'amélioration continue. Nous suppri-mons les prises de calomel et, dans le but de continuer le traitement interne, nous donnons la potion de Panas à l'iodure de potassium et au biiodure de mercure.

Le 6 novembre, le malade est à peu près complètement guéri de cette rechute, sauf quelques légères synéchies iriennes et un peu de trouble du vitré. Le fond de l'œil paraît normal. V = 1/4.

Nous avons fait ces jours derniers une enquête près de

K..., qui nous affirme n'avoir rien ressenti aux yeux depuis cette époque.

Examen microscopique et bactériologique. — Le muco-pus de la conjonctive ne renferme que de la fibrine, des cellules de pus polynucléaires, quelques rares cocci isolés et surtout des bacilles massués de la xérose, mais pas trace de gonocoques. Quand au pus de l'hypopyon, il ne *contient aucun microbe.* Il est formé uniquement d'un reticulum fibrineux emprisonnant des cellules polynucléaires et des débris épithéliaux.

OBSERVATION II (résumée). — L... Jules, vingt-neuf ans, typographe, n'a jamais eu de rhumatisme ; pas de syphilis.

En 1902, blennorrhagie guérie après deux à trois mois de traitement, sans laisser de trace apparente.

En janvier 1903, trois mois après la disparition complète de sa blennorrhagie, le malade vient nous trouver avec une iritis légère de l'œil droit. Cette iritis guérit, après trois semaines d'un traitement approprié, sans laisser de synéchies.

En août de la même année, légère poussée d'iritis à l'œil gauche, soignée par le malade lui-même, qui reprend le collyre à l'atropine et les lotions chaudes que nous lui avions prescrites pour l'œil droit. Il n'est pas fait de traitement interne. Cette rechute dure une vingtaine de jours.

En mars 1904, L... revient nous trouver. Cette fois encore c'est l'œil gauche qui est pris depuis une dizaine de jours, mais bien plus gravement que la première fois. Le malade a bien essayé d'enrayer le mal par les applications chaudes et le collyre à l'atropine, mais inutilement. Le corps ciliaire participe à l'inflammation de l'iris ; il y a un hypopyon abondant. Nous pratiquons la paracentèse et le pus recueilli est examiné au microscope. Mais, comme chez le malade précédent, on ne trouve que de la fibrine, des cellules polynucléaires et des débris épithéliaux, mais pas de microbes. Nous continuons le collyre à l'atropine et les applications chaudes, en même temps que nous faisons pratiquer des frictions de la tempe gauche et des frictions générales à l'onguent mercuriel. L'amélioration est rapide. En quatre semaines, L... était guéri complètement. Depuis lors, il n'a pas souffert des yeux. Il est à remarquer que ce malade n'a jamais rien éprouvé dans les articulations.

Observation III. — Cette observation a été très obligeamment mise à notre disposition par notre cher maître le Dr Motais, d'Angers. Nous la reproduisons *in extenso*, telle qu'il nous l'a communiquée, avec les réflexions qui l'accompagnent :

« R..., vingt-deux ans, représentant de commerce à Angers. Tempérament lymphatique, mais aucune maladie sérieuse jusqu'ici ; pas de rhumatisme, de syphilis ou d'alcoolisme.

« Il est atteint d'une blennorrhagie le 15 mars 1900. Aucun autre soin que le repos et des lavages à l'eau simple pendant huit jours. Le 24 mars, j'étais appelé chez lui pour des accidents oculaires. Je constatais l'état suivant :

« Blennorrhagie intense, écoulement abondant et douleurs vives. Dans la nuit du 23 au 24 étaient survenues simultanément des douleurs assez violentes au genou gauche et dans l'œil droit. Le 24, le genou était distendu, rouge et très douloureux. Dans l'œil droit : hyperémie conjonctivale intense, mais pas de *conjonctivite ;* iris décoloré, exsudats pupillaires, synéchies postérieures, hypopyon occupant le tiers de la chambre antérieure, douleurs périorbitaires très vives, le tout développé dans l'espace de quinze heures à partir du début ; frissons ; température 39°,2.

« Le diagnostic ne pouvait être douteux ; il s'agissait d'une auto-infection avec premières manifestations au genou gauche et à l'œil droit.

« La blennorrhagie est traitée par des injections de permanganate au 1/4 000, boissons (eau de goudron, lait) très abondantes. Sangsues autour du genou, puis enveloppement dans une couche épaisse de ouate et immobilité. Du côté de l'œil, paracentèse de la chambre antérieure ; le pus ne fut malheureusement pas recueilli, par suite de la maladresse d'un aide. Atropine toutes les deux heures ; compresses d'infusion chaude de belladone en permanence.

« Le 25 mars à dix heures du matin, état stationnaire ; l'hypopyon ne s'est reproduit qu'en partie. Cependant les frissons reviennent plus fréquents et plus intenses ; la température est de 39°,5. Cette poussée fébrile s'explique par l'apparition à huit heures du soir de phénomènes inflammatoires dans les articulations tibio-tarsienne gauche, scapulo-humérale droite et du genou droit, plus une iritis aiguë de l'œil gauche, toujours sans conjonctivite et, par conséquent, sans contagion directe.

« Je passe rapidement sur la marche de la blennorrhagie et des arthrites. Au commencement de mai, la blennorrhagie était à peu près guérie et les complications articulaires assez atténuées pour permettre au malade de reprendre ses occupations.

« Quant aux iritis, trois jours du traitement précédemment indiqué les laissèrent complètement en l'état : trouble de l'humeur aqueuse, décoloration de l'iris, exsudats assez abondants pour masquer à peu près les pupilles, hypopyon dans les deux yeux d'une hauteur de 2 à 3 millimètres au centre.

« Le 30 mars, je fis une injection sous-conjonctivale de six gouttes de sublimé, *à droite seulement*. Le 31, l'hypopyon avait disparu, l'humeur aqueuse s'était éclaircie ; la face antérieure de l'iris reprenait, par places, son vernis ; les exsudats pupillaires se dissociaient, les douleurs périorbitaires avaient notablement diminué. L'*œil gauche* ne s'était pas amélioré. Tous ceux qui ont une grande habitude des injections sous-conjonctivales de sublimé savent que, lorsqu'elles doivent réussir, leur action est extraordinaire par sa rapidité et son intensité.

« Le 31, injection sous-conjonctivale de l'œil *gauche*. Même résultat. Quatre injections furent pratiquées dans les deux yeux avec continuation de l'atropine et des compresses chaudes, du 30 mars au 13 avril. Après chaque injection, diminution évidente et brusque des symptômes, en sorte que, le 17 avril, tous les phénomènes objectifs et subjectifs avaient disparu sauf des adhérences en bas pour l'œil droit, en dedans et en haut pour l'œil gauche, et un très léger nuage exsudatif sur la pupille de ce dernier.

« Le 19 décembre de la même année, M. R... revient me consulter pour une iritis aiguë de l'œil droit, datant de deux jours. Je constate encore de l'hypopyon occupant le quart de la chambre antérieure. M. R... me raconte qu'il est resté atteint d'une goutte militaire ; que, sept jours auparavant, il s'est livré à des excès de toute sorte ; que le lendemain l'uréthrite prenait le caractère aigu avec écoulement assez abondant, puis le 14, le genou droit était redevenu douloureux et l'iritis apparaissait.

« Instruit par l'expérience précédente, je reviens de suite aux injections sous-conjonctivales de sublimé. Le résultat fut aussi net et aussi rapide ; le 30 décembre, une pointe de synéchie en dedans était la seule trace de ce nouvel accès.

« Cette fois, le malade rendu prudent, soigne sérieusement et longtemps sa chaudepisse et s'est guéri complètement.

« Cependant, le 18 juillet de l'année suivante (1901), une double iritis très aiguë, quoique sans hypopyon, éclata sans aucune trace apparente d'uréthrite. L'attribuant à la même cause infectieuse, je fis le même traitement dès le début, avec le même résultat et guérison sans adhérences nouvelles dans vingt jours.

« Je n'ai pas revu le malade. »

« De cette observation, je crois pouvoir tirer les conclusions suivantes, ajoute le Dr Motais :

« Les premières iritis ont été produites par une auto-infection gonococcique *sans infection directe*. Cette étiologie n'est guère contestable, bien que le pus oculaire n'ait pas été examiné.

« La seconde iritis de l'œil droit, survenue après une recrudescence de la blennorrhagie et coïncidant avec une nouvelle arthrite du genou gauche, paraît bien avoir la même origine.

« Mais cette étiologie n'est plus admissible pour le troisième accès d'iritis, toute trace de blennorrhagie ayant disparu et aucun foyer articulaire ne s'étant réveillé. Des gonocoques ont séjourné, à l'état de sommeil, dans le segment antérieur de l'œil et ont repris de la virulence sous une cause inconnue. Je ne vois pas d'autre explication plausible. Ce dernier fait me paraît très intéressant.

« Quant à l'action des injections sous-conjonctivales de sublimé, elle a été extrêmement nette et rapide. Je viens de constater cette action une seconde fois, à ma clinique, dans une autre iritis par auto-infection gonococcique, dont l'observation sera publiée prochainement. »

Il y a donc une *iritis blennorrhagique à rechutes*, c'est-à-dire à poussées successives survenant sans nouvelle infection gonococcienne et alors que la blennorrhagie initiale semble complètement guérie, cela, croyons-nous, par suite de la persistance de l'infection blennorrhagique dans l'organisme. C'est là un fait très important, tant au point de vue de la pathologie oculaire que de la pathologie générale.

Les symptômes de ces iritis sont ceux de l'iritis aiguë s'accompagnant souvent d'hypopyon et de troubles du corps vitré ; ce qui prouve que tout le tractus uvéal participe à l'inflammation. Cependant, malgré des symptômes alarmants au début, ces poussées successives ou rechutes guérissent assez bien par le traitement classique associé aux mercuriaux. Nous y reviendrons tout à l'heure, après avoir cherché quelle pathogénie explique ces rechutes.

L'accord de tous les auteurs est actuellement fait sur la genèse de l'iritis blennorrhagique. Tous sont unanimes à considérer la blennorrhagie comme une affection, non seulement d'origine microbienne, mais encore susceptible de se généraliser à tout l'organisme. Le gonocoque se comporte comme le streptocoque, le bacille d'Éberth ou celui de la tuberculose, qui peuvent frapper tous les appareils de l'économie. C'est ainsi qu'on a décrit l'endocardite, la péricardite, la pleurésie, les arthrites, les ostéites et même les myosites blennorrhagiques, bien étudiées dans sa thèse par notre ami le Dr Servel, de Lorient. L'iritis d'origine blennorrhagique ne saurait être mise en doute.

Mais comment expliquer les rechutes de cette iritis sans infection nouvelle?

Et, d'abord, ces rechutes n'ont rien qui doive nous étonner. L'iritis, en effet, n'accompagne pas toujours *immédiatement* l'infection par le gonocoque. Elle peut se produire, non seulement plus ou moins longtemps après le début de la blennorrhagie, mais parfois même alors que celle-ci a complètement disparu depuis longtemps. Dans la séance du 9 novembre 1899 de la Société d'Ophtalmologie du Royaume-Uni, Griffith dit que si l'iritis comme complication de la blennorrhagie est admise; on ne l'a guère étudiée comme conséquence éloignée de cette affection. Il cite 12 cas, dont beaucoup se sont développés sept ans et plus après l'uréthrite.

La présence manifeste du gonocoque dans l'urèthre n'est donc pas nécessaire pour que l'iritis soit frappé. Pour expliquer la troisième attaque d'iritis de son malade dans l'observation III ci-dessus, le Dr Motais croit à la nécessité de la persévérance du gonocoque dans le segment antérieur de l'œil. Cette persistance du gonocoque n'a pas été rencontrée dans nos deux cas, puisque l'examen bactériologique de l'hypopyon a été négatif. Nous pensons plutôt que l'iritis est ici d'*origine toxique*. Le gonocoque sécrète une toxine qui, transportée jusqu'au tractus uvéal par la circulation, y produit les désordres que nous avons constatés.

Dans l'état actuel de la science, deux hypothèses peuvent être soutenues. Dans la première on admettrait que le gonocoque, ayant pénétré dans l'organisme par le canal uréthral, l'infecte d'une manière permanente par ses toxines, au même titre que la syphilis et le rhumatisme. Et cette infection pourrait persister tant que le sérum sanguin n'aurait pas fourni les antitoxines destinées à neutraliser les poisons solubles élaborés par le gonocoque, ou tant qu'un traitement général n'aurait pas débarrassé l'économie. C'est guidé par ces idées que nous avons institué chez nos malades le traitement mercuriel, lequel nous a d'ailleurs parfaitement réussi. C'est probablement par le même processus qu'ont agi les injections sous-conjonctivales de sublimé employées avec succès par le Dr Motais.

Dans la seconde hypothèse, on admettrait, non la persistance de l'infection de l'organisme, mais la persistance du gonocoque lui-même, sommeillant dans l'urèthre postérieur, dans le sang ou dans le globe oculaire, comme le pense le Dr Motais, et se réveillant parfois, sous des influences inconnues, pour produire de nouvelles inflammations, soit directement par lui-même, *soit indirectement par ses toxines*.

Si ces deux hypothèses peuvent se réaliser, la première nous semble cependant devoir être plus généralement admise, tout au moins en ce qui regarde la pathogénie de notre *iritis à rechutes*. D'autant que la présence du gonocoque n'a presque jamais été constatée dans l'œil lui-même en dehors des cas où, transporté sur la conjonctive par un contact externe, il s'y est développé, produisant la conjonctivite purulente classique d'origine exogène, ou bien encore, dans quelques cas très rares de ponophtalmie compliquant l'infection gonococcienne. Il n'en est pas ainsi de cette conjonctivite légère, que nous appelons *métastatique* et *toxique*, dont ont été atteints deux de nos malades, chez lesquels l'examen bactériologique n'a pu déceler la présence du gonocoque. Cette conjonctivite, à notre avis, est produite par l'irritation de la conjonctive par les toxines apportées par le sang. Il en serait de même pour l'iritis blennorrhagique. Du reste, ne voit-on pas, suivant un mécanisme analogue, la diphtérie et le tétanos déverser dans la circulation des poisons bactériens extrêmement actifs, qui vont influencer la plupart des organes, ou d'une façon élective certains appareils comme le système nerveux, et cela même après que le bacille de Lœffler et celui de Nicolaier ont totalement disparu. Nous nous rappelons avoir vu deux cas de paralysies de l'accommodation survenant plusieurs mois après la disparition complète d'angines diphtéritiques.

Enfin, dira-t-on avec Panas, que « le terrain arthritique intervient pour beaucoup » dans ces cas et que la blennorrhagie a réveillé la diathèse rhumatismale cause de l'iritis et de ses rechutes. Mais ce raisonnement tombe devant ce fait précis et indéniable qu'au-

cun de nos malades n'a jamais eu de rhumatisme.
On a même vu chez notre second malade qu'il n'a
jamais eu de manifestations articulaires blennorrhagiques.

Pour conclure, nous dirons que l'infection gonococcienne peut persister dans l'organisme après que toute
trace d'uréthrite a disparu et que cette infection blennorrhagique peut produire des *iritis à rechutes* au
même titre que les infections rhumatismale et syphilitique. »

Pour nous, nous croyons devoir nous rallier plutôt à
la théorie de Panas, en expliquant comme précédemment l'action de la toxine microbienne sur la fonction
d'élimination du rein, en tant que produisant par son
insuffisance l'arthritisme.

Nous ne saurions être arrêtés dans cette voie par la
considération émise par Gendron qui n'admet pas
franchement l'arthritisme chez un sujet, parce qu'il n'a
jamais eu de rhumatisme. Il n'est pas défendu à un
arthritique latent de débuter par un rhumatisme oculaire et cela surtout, quand étant déjà prédisposé, la
blennorrhagie survient et fait ainsi déborder la coupe
de la diathèse préexistante.

Le traitement local de l'iritis arthritique blennorrhagique ne diffère pas sensiblement du traitement des
autres variétés d'iritis arthritiques, mais le traitement
général devra être très anodin et il faut à notre avis
s'adresser à la seule médication topique du bacille de
Neisser dans l'urèthre, puisque nous sommes fondés à
estimer que certains médicaments pris à l'intérieur
(copahu, cubèbe, santal, etc.), peuvent contribuer à
fermer le rein et par suite la voie d'élimination des
toxines de la neisserose, toxines que nous croyons être

le seul facteur arthritisant entraînant à sa suite l'apparition de la complication oculo-irienne.

Du reste, depuis que la thérapeutique locale de la blennorrhagie par les injections antiseptiques et notamment par le permanganate de potasse s'est répandue au point d'en être la médication spécifique et quasi unique, il nous semble que les cas d'iritis blennorrhagique, déjà rares, sont devenus tout à fait exceptionnels.

Il serait intéressant de savoir si le fait est le même dans la pratique générale en ce qui concerne les manifestations articulaires ou viscérales de la blennorrhagie métastatique.

CHAPITRE XVII

MALADIES DE L'IRIS (*suite*)

IRIDO-CHOROIDITE

d'Abadie. — Observation personnelle comportant les mêmes enseignements sur l'utilité de la médication générale précoce ou préalable de la diathèse.

L'irido-choroïdite est constituée généralement par la simple extension à la choroïde du processus morbide qui, préalablement, a affecté l'iris seul.

En conséquence, la classification des irido-choroïdites sera la même que celle des différentes variétés d'iritis et en conformité par suite avec le tableau suivant. La forme blennorrhagique s'y trouve ainsi rangée dans la catégorie arthritique.

IRIDO-CHOROÏDITES TRAUMATIQUES.

IRIDO-CHOROÏDITES ARTHRI-TICO-DIATHÉSIQUES.
{ Goutteuse.
Rhumatismale.
Blennorrhagique.

IRIDO-CHOROÏDITES INFEC-TIEUSES SPÉCIFIQUES.
{ Syphilitique.
Tuberculeuse.

Nous considérons toujours la syphilis et la tuberculose comme des infections et non comme de vraies diathèses. Aussi laissons-nous de côté ces deux variétés qui, de toutes façons, seraient, en cas contraire, à traiter au chapitre de la syphilis et de la tuberculose oculaires.

Le rôle de la diathèse dans l'irido-choroïdite a été depuis longtemps admis et notamment par Abadie qui s'est montré, comme toujours et dans le cas particulier, clinicien très avisé.

Dans son *Traité des maladies des yeux*, page 311, tome I, il s'exprime ainsi, défendant à notre humble avis la bonne cause et faisant le procès de de Græfe et des ophtalmologistes chez qui souvent le chirurgien domine au point d'avoir méconnu le côté médical clinique de certaines affections.

« Nous croyons que de Græfe est allé trop loin en refusant aux diathèses le rôle manifeste qu'elles ont souvent dans la pathogénie de l'iritis chronique et de l'irido-choroïdite. Les ophtalmologistes, venus après lui, renchérissant sur les paroles et les idées du maître, ont méconnu plus complètement encore l'influence de certains états morbides. »

Nous partageons entièrement ses idées sur la prudence et la temporisation qu'il faut apporter dans l'étude de ces états aigus ou chroniques du tractus uvéal et n'admettons point que le premier geste de l'oculiste doive être chirurgical. Les opérations les mieux combinées, les plus habituellement exécutées ne constituent souvent qu'un leurre pour le malade et l'opérateur *si l'on n'a pas eu préalablement le soin de modifier le terrain sur lequel on a l'intention d'intervenir.*

Souvent même le seul traitement médical suffira, surtout si c'est au début de la maladie, à écarter les complications, à remédier au mal lui-même et à nous prouver l'inutilité d'une intervention désormais sans but et par laquelle, il y a trente ans, presque tous les ophtalmologistes débutaient en pareille occurrence.

Nombre d'auteurs, en dehors même des oculistes, ont reconnu avec Abadie comme assez commun le « rôle incontestable » que les manifestations diathésiques jouent dans les affections oculaires.

Trousseau, Jaccoud, Barthez, Sichel, Mackenzie, Beer, Midlemare, Laurence, Wardrop, Dolbeau, Panas, de Wecker, ont signalé l'influence du rhumatisme ou de la goutte sur les membranes ou les milieux de l'œil; mais nous estimons devoir insister sur la nécessité de rechercher plus minutieusement la diathèse qu'il ne l'ont fait, peut-être, et admettre que la goutte ou le rhumatisme souvent larvés n'exercent de ravages apparents que sur l'œil.

Il suffit donc de la manifestation diathésique oculaire pour reconnaître l'existence de la diathèse, alors que nombre de cliniciens n'y penseront, en face d'une maladie de l'œil en général et d'une irido-choroïdite en particulier, que si le rhumatisme ou la goutte est actuellement en voie de manifestation générale et surtout articulaire chez le sujet examiné.

Il faut en un mot penser à l'arthritisme comme facteur fréquent de maladie oculaire et d'irido-choroïdite surtout, sans attendre qu'il s'offre à notre diagnostic dans tout ou toute autre partie de l'organisme.

Il faut flairer la diathèse et non se laisser dérouter par elle, la traiter par la médication et le régime appropriés, qui seront souvent la pierre de touche de l'état général à modifier et soupçonné par nous en clinique, quand le laboratoire n'aura pu éclaircir par une analyse biologique de l'urine le diagnostic différentiel à établir.

I. — IRIDO-CHOROÏDITE ARTHRITIQUE

« Quant à l'irido-choroïdite rhumatismale, dit Abadie dans le traité précité, bien qu'elle ne présente pas une forme anatomique spéciale et qu'il soit impossible d'après l'examen seul de l'organe d'en affirmer la nature, personne ne songe à la nier. »

Le diagnostic différentiel des irido-choroïdites est en effet souvent difficile, mais toutefois il est rare maintenant, surtout avec les applications récentes de l'urologie et de la microbiologie, qu'on n'y puisse arriver, devrait-on procéder par élimination d'abord en recher-

chant dans les anamnestiques les manifestations diathésiques déjà observées par le malade sur lui-même
ou chez les ascendants.

Souvent on trouvera la goutte ou le rhumatisme avec
des manifestations articulaires types, d'autres fois une
dermatose, la dyspepsie, certains états nerveux se
rattachant à l'arthritisme comme facteur premier.

Mais, à défaut de ces symptômes cliniques objectifs,
il ne faudra pas oublier l'examen des urines. Que de
fois il sera pour nous la clef du mystère de l'arthritisme,
si souvent larvé, méconnu, s'installant sournoisement
en conservant au malade les apparences d'une santé
dont il se targue vis-à-vis de tous et de lui-même en
négligeant la simple précaution diététique, parfois
suffisante au rétablissement de l'équilibre des échanges
toujours adultérés au moins dans leurs rapports et cela,
quelquefois, au point d'entraîner à la suite l'apparition
dans l'urine des éléments anormaux, facteurs immé-
diats de l'état local à modifier.

En résumé, dans les irido-choroïdites diathésiques,
et c'est le plus grand nombre, il sera bon de :

1° Remettre à plus tard l'intervention chirurgicale
souvent défavorable, comme l'a montré Denis dans sa
thèse, pour y arriver dès que le traitement aura produit son maximum d'effet, amendé les phénomènes
inflammatoires et modifié le terrain, au point de laisser
au couteau le maximum de chances de parfaire la guérison pratiquée plus sûrement à froid ;

2° Songer au traitement médical ;

3° Songer en outre au régime propre à la diathèse
attaquée déjà par la thérapeutique applicable.

Qu'il nous soit permis d'insister encore dans ces
affections du tractus uvéal, qui ont si longtemps fait le

désespoir des malades et de leurs médecins, d'insister sur la nécessité du régime.

Dans la diathèse acquise, il constitue parfois le seul mode de traitement nécessaire, comme nous l'avons éprouvé déjà par exemple chez certains malades goutteux, les uns par suralimentation, les autres par défaut d'exercice.

Aux uns, il sera bon de prescrire un régime suffisant comme quantité aux lieu et place de l'excès pondéral des aliments ingérés, à d'autres qui ne voulaient pas modifier leur alimentation, en tant que quantité absorbée, d'ordonner un exercice en rapport avec l'exagération des aliments.

En nutrition ce que l'on absorbe n'est rien, il faut considérer surtout ce qui n'est ou ne peut être brûlé ; et, pour éviter la goutte et le rhumatisme et leurs manifestations locales ou générales, mettre les combustions au point de l'ingestion, voilà le secret.

Les ophtalmologistes, comme tous les spécialistes en général, ne sauraient donc trop insister sur les applications de la médecine et notamment de la diététique aux maladies des organes qui les intéressent particulièrement.

L'œil à notre avis est le miroir du corps, reflétant à merveille pour nous les états de santé ou de maladie de l'organisme.

Il n'est donc pas étonnant que, si nous modifions cet état général par la médication et les prescriptions générales, nous obtenions des modifications locales qu'il est inutile sinon dangereux de rechercher par d'autres procédés plus brillants peut-être, mais qui souvent réservent des surprises désagréables aux deux parties, l'opéré et l'opérateur.

Loin de nous l'idée de proscrire toute opération dans les états aigus ou chroniques surtout du tractus uvéal, mais nous estimons avec Abadie et après avoir ajouté aux prescriptions indiquées par lui le régime suffisamment prolongé que : « Si, malgré ces moyens, la vision diminue ; si les signes de l'amblyopie choroïdienne se manifestent, comme ces complications peuvent en somme être aggravées par la présence de synéchies, il faudra intervenir ; mais, nous le répétons encore une fois, *alors seulement que l'insuccès du traitement général, et ajoutons-nous personnellement du régime spécifique* aura prouvé qu'une cause mécanique venait ajouter ses effets pernicieux à ceux de la diathèse. »

A l'appui de cette thèse, Abadie (*loc. cit.*) nous relate deux observations. Je reproduirai la première seulement concernant un malade qui finit par guérir complètement sans opération, grâce à la médication locale et à deux cures thermales. Il n'y est pas parlé de régime bien entendu, car à cette époque, 1873, personne n'y songeait, excepté dans quelques rares maladies comme la goutte et surtout le diabète.

Qu'il nous soit permis de penser alors que le malade dont il va s'agir aurait encore plus vite guéri, s'il y eût été soumis en conformité des connaissances actuelles.

« J'ai rapporté, à la Société médicale des hôpitaux[1], l'observation d'un jeune homme de constitution lymphatique né de père goutteux. A la suite d'une blennorrhagie il eut une attaque de rhumatisme musculaire généralisé avec cette forme molle, atonique, sédentaire,

---

[1] Guéneau de Mussy. Leçons cliniques sur le traitement des rhumatismes (*Union médicale*, 9 janvier 1873).

subchronique de congestion articulaire qu'on a donnée comme la caractéristique du rhumatisme blennorrhagique. La maladie dura au moins trois mois et fut compliquée d'une ophtalmie des plus graves, offrant les mêmes caractères de résistance et de chronicité, affectant à la fois la conjonctive, la cornée, l'iris et la choroïde.

« Deux autres fois, ce malheureux jeune homme, sous l'influence de nouvelles blennorrhagies, parcourut la même odyssée pathologique ; et ces trois fois il faillit perdre la vue, qui se rétablit cependant, malgré le pronostic fatal d'un célèbre oculiste qui voulait lui pratiquer l'iridectomie.

« Mais les années suivantes, deux fois aussi, sous l'influence de simples refroidissements sans l'intervention de cause vénérienne, le rhumatisme se produisit sous la même forme, avec les mêmes complications et eut la même durée.

« Après sa guérison, j'envoyai ce jeune homme une première année à Lamalou, et l'année suivante, à Luchon. Depuis lors il a joui d'une santé excellente, et ses yeux ont recouvré une acuité inespérée après des atteintes aussi répétées et aussi profondes.

« J'ajouterai que le père avait eu pendant plusieurs années, au printemps, des iritis périodiques qui avaient remplacé des lombagos périodiques et qu'il a eu depuis d'autres manifestations goutteuses qui se sont terminées par une affection cardiaque et des hémorrhagies cérébrales. »

Que nous prouve cette intéressante observation, sinon que le traitement général de Gueneau de Mussy a dans ce cas été plus efficace ou tout au moins plus agréable que l'intervention locale proposée par le célèbre oculiste qui, dans la circonstance, avait par trop oublié ses notions de médecine générale appliquée à l'oculistique.

Il est juste d'ajouter pour sa défense, qu'en 1873, les idées générales en médecine n'avaient pas, comme aujourd'hui, pénétré les spécialistes de tous genres qui se cantonnaient réellement par trop dans leur petit territoire local.

Le second cas, rapporté par Abadie, est encore plus convaincant et montre en outre l'utilité du diagnostic précis de la diathèse, diagnostic toujours facilité par l'analyse biologique des urines, qui évitera les tâtonnements sur la variété précise de la diathèse. Bazin lui-même, un spécialiste et des plus éminents encore, ne fut-il pas dérouté sur sa nature exacte par le pytiriasis, alors que Abadie lui-même et Charcot la décelaient, grâce aux lésions du petit doigt et aux troubles gastriques d'origine goutteuse.

Voici cette observation d'Abadie qui comporte en elle-même un enseignement précieux : « Un de mes bons amis, M. X..., âgé de quarante-deux ans, vient me consulter pour des douleurs et des troubles dans la vue de l'œil droit.

Depuis quelques semaines, ce malade a de la gêne de ce côté, la vue est un peu trouble, mais il ne ressent pas de douleur notable. Il y a quelques années, il éprouva des accidents analogues et consulta deux oculistes distingués qui tous deux firent le diagnostic d'iritis séreuse.

En se présentant chez moi il se plaint de douleurs peu prononcées et de mouches volantes. Je constate des traces d'iritis séreuse avec un piqueté blanc sur la membrane de Descemet. La pupille est nette, l'iris peu mobile et moins brillant que d'ordinaire, est adhérent sur presque tout le pourtour pupillaire. J'employai successivement des instillations d'atropine, des frictions mercurielles autour de l'orbite, la ventouse Heurteloup à la tempe et les pilules de sublimé à l'intérieur ; je n'obtins aucune amélioration.

En présence des synéchies et les douleurs persistantes, je fis une iridectomie. Les accidents un moment enrayés reprirent leur marche. Trois mois après survint une amblyopie choroïdienne et peu à peu, toute perception lumineuse disparut [1].

A quelque temps de là, l'autre œil devint malade avec les mêmes symptômes, iritis séreuse, puis points noirs et douleurs circum-orbitaires par très légères poussées successives. Me rappelant l'insuccès de mon premier traitement, un confrère distingué fut appelé en consultation ; il conseilla l'iridectomie. Le malade s'en souciait peu ; quant à moi, averti par le résultat de l'œil droit, je n'étais pas partisan d'une opération. En cherchant avec soin, je finis par découvrir du *pityriasis sur la poitrine*. Bazin consulté vit dans cette éruption une manifestation arthritique et dans la lésion de l'œil une des phases de la diathèse ; il prescrivit les alcalins. Ce traitement n'amena pourtant aucun résultat favorable après deux mois de continuation assidue [2].

Ayant remarqué que le petit doigt de la main gauche était ankylosé par des dépôts périarticulaires je son

---

[1] Rien d'étonnant à cela, la diathèse vraie n'étant pas encore attaquée. car ce n'était pas un syphilitique et on n'avait pas fait le traitement général approprié à cette diathèse encore insuffisamment dépistée et qui va enfin être reconnue.

[2] Parce que Bazin avait bien trouvé la diathèse arthritique, mais non sa variété goutteuse et que le traitement de la goutte par les alcalins est insuffisant dans la plupart des cas, il peut l'enrayer, mais rarement en guérir une manifestation aiguë.

geai à la goutte. Le professeur Charcot, à qui je conduisis le malade, trouva de plus des troubles gastriques qu'il rattacha à la diathèse goutteuse. Il prescrivit un traitement arsénical (X gouttes de liqueur de Fowler par jour) et la teinture d'iode à l'intérieur. Le malade prit alternativement pendant quinze jours tantôt l'un, tantôt l'autre de ces médicaments. De plus, de temps en temps, j'appliquai des pointes de feu à la nuque. Grâce à ce traitement, le corps vitré d'abord floconneux, commença à s'éclaircir. Plus tard, ce malade alla aux eaux de la Bourboule où il prit des douches extrèmement chaudes. Dès lors, la maladie marcha rapidement vers la guérison. Celle-ci se maintint jusqu'au mois d'avril 1873. A cette époque, réapparition des mêmes accidents que la première fois, nouvelle poussée subaiguë d'irido-choroïdite séreuse, mouches volantes, corps flottants dans le corps vitré. Le malade s'empressa de reprendre le même traitement et de se rendre à la Bourboule ; cette fois encore il vit en peu de temps disparaître tous ces accidents. »

A ces deux observations, nous nous permettrons d'en ajouter une personnelle plus récente et qui comporte une guérison plus rapide, plus régulière sans perte aucune du côté de la vision de l'œil malade et sans répercussion du côté de son congénère, tous résultats heureux dus à la notion prompte de la diathèse dans sa variété exacte et à l'application extemporanée de la médication générale, aujourd'hui mieux connue et combinée à la thérapeutique locale, et qui seule et anciennement ne venait pas à bout de ces manifestations locales très graves de l'arthritisme.

Une dame de cinquante-cinq ans fut un jour de juin 1893 prise de douleurs du côté de l'œil gauche et appela son médecin ordinaire qui, en face d'une pupille terne, immobile, peu dilatée et obnubilée légèrement par un dépôt nuageux sur la cristalloïde et par l'humeur aqueuse louche, crut se trouver en présence d'un glaucome et nous fit appeler en consultation le lendemain et en vue d'une intervention qu'il croyait nécessaire.

Au premier examen, nous diagnosticâmes une iridochoroïdite séreuse à forme plastique et qui me parut, après examen général et questionnaire de la malade, être de nature rhumatismale, bien qu'elle n'eût jamais présenté d'autres manifestations rhumatismales ou goutteuses aiguës ou subaiguës.

Notre confrère avait prédit à sa malade la nécessité d'une opération, et il fut un peu désorienté, quand je lui affirmai qu'elle était inutile et même dangereuse, que le traitement général seul, ou à peu près, viendrait à bout de cet état impressionnant et grave, s'il eût été méconnu.

Mais pour ménager l'amour-propre de cet éminent confrère et son prestige dans la famille, nous dîmes à la malade que nous allions instituer tout d'abord un traitement préparatoire de l'opération que nous pratiquerions plus tard et qui, peut-être, pourrait être évitée.

Le traitement fut très simple et se composa de : 1° salicylate de soude, 6 grammes le premier jour, 4 grammes les jours suivants ; 2° régime lacté absolu pour, d'une part, combattre les effets de la diathèse, d'autre part, ne pas accroître ses effets par une alimentation arthritisante. En outre, le régime lacté devait favoriser l'élimination par les urines des toxines et des sels de l'organisme arthritisé.

Comme traitement local, des lotions chaudes suivies de compresses sèches sur l'œil et, par jour, une simple gouttelette d'un collyre à l'atropine au 1/200, car il ne fallait pas, par une dilatation prononcée, agir trop vivement sur l'ora serrata et fermer les canaux évacuateurs de l'humeur aqueuse. Il était important, d'une part, de lutter contre les synéchies en voie d'établissement, mais, d'autre part, il était prudent de laisser la porte ouverte à l'excrétion du liquide de Descemet chargé de leucocytes, de débris épithéliaux et autres éléments constituant sa plasticité dangereuse.

Le résultat fut merveilleux : dès le lendemain, la malade souffrait moins, constatait un léger retour à la vision antécédente, l'iris se détachait en se dilatant légèrement, la pupille s'agrandissait d'un cercle extérieur plus clair et parallèle au cercle du dépôt plastique central de date plus ancienne et antérieur au traitement.

Quelques jours après, la malade dont nous avions fait faire l'analyse des urines, analyse qui avait confirmé notre diagnostic de rhumatisme, guérissait complètement sans adhérences avec retour à la vision normale et sans avoir jamais éprouvé la moindre rechute.

Il est vrai que, profitant de cet enseignement sur sa diathèse préalablement ignorée de la malade et non soupçonnée par son médecin, ce dernier, institua chez elle le régime antirhumatismal avec médication assortie intermittente qui certainement ont contribué puissamment à écarter toute nouvelle poussée diathésique locale ou générale.

A cette observation, nous pourrions en ajouter personnellement mainte autre, car l'iritis est l'affection oculaire qui répond le mieux peut-être à la médication générale et aux prescriptions diététiques correspondant à la diathèse qui l'a créée. On savait cela pour la syphilis de l'œil depuis longtemps ; on ne saurait trop répéter qu'il en est de même pour la goutte et le rhumatisme oculaires.

CHAPITRE XVIII

MALADIES DE LA CHOROIDE

CHOROIDITES

Sommaire. — Choroïdites à manifestations extérieures ou séreuses exsudatives et purulentes. — Choroïdites à manifestations purement internes ou disséminées, atrophiques et aréolaires. — Classification basée sur la notion de la diathèse ou de l'infection originelle. — Choroïdites arthritico-diathésique, rhumatismale ou goutteuse. — Choroïdites infectieuses spécifiques, syphilitique ou tuberculeuse. — La choroïdite suppurative est d'origine microbienne exogène. — Choroïdite arthritique. — Les iritis et choroïdites arthritiques sont unies par des liens de parenté diathésique. — Leur symptômes et modes d'institution le prouvent dans certains cas : puberté, menstruation, ménopause, âge critique, vie sédentaire, complexion névropathique. — La choroïdite est plus fréquente chez la femme que chez l'homme, après la ménopause, quand le déversoir menstruel ne pare plus chez elle au trop-plein de l'arthritisme. — De Wecker et Masselon sont d'avis que la scléro-choroïdite antérieure est quelquefois de nature arthritique, rhumatismale, goutteuse. — Pour nous la myopie progressive et la scléro-choroïdite postérieure s'observent de préférence chez les jeunes arthritiques. — Même moyen de diagnostic différentiel et de traitement général que pour les iritis et suivant la diathèse incriminée.

Les choroïdites ou inflammations de la choroïde peuvent se diviser en deux grandes catégories, suivant qu'elles offrent des signes extérieurs objectifs, rougeur, injection périkératique, douleur, etc., ou qu'elles n'offrent à l'examen externe aucun signe, mais se reconnaissent plus ou moins facilement à l'examen ophtalmoscopique combiné avec l'étude de l'acuité visuelle.

La première catégorie comprenait les variétés séreuse, exsudative et purulente.

La deuxième classée suivant les manifestations morphologiques et anatomo-pathologiques comprend les choroïdites disséminées, atrophiques, aréolaires.

Si nous cherchons à les classer suivant leurs causes, ce qui nous paraît au moins aussi logique, nous proposerons volontiers la classification suivante, correspondant aux diathèses originelles pour chacune des variétés de choroïdites les plus communes. Les choroïdites séreuses, plastique, exsudative, seront rangées dans la catégorie des choroïdites arthritiques goutteuse ou rhumatismale.

La choroïdite suppurative forme une variété à part de choroïdite infectieuse aiguë et microbienne, presque toujours traumatique et dont l'agent infectieux (staphylocoque ou streptocoque) est presque toujours, sinon constamment, d'origine exogène reconnue.

Choroïdites arthritico-diathésiques.	Rhumatismale Goutteuse	séreuse ou plastique exsudative.
Choroïdites infectieuses spécifiques.	Syphilitique. Tuberculeuse.	

Choroidites arthritiques

Les choroïdites arthritico-diathésiques, dont nous avons à nous occuper, sont cousines germaines des iritis avec lesquelles elles s'allient fréquemment pour constituer les irido-choroïdites.

Elles participent à leur nature comme à leurs symptômes. Elles sont justiciables des mêmes méthodes thérapeutiques ou diététiques et offrent ainsi un traitement général commun.

Aussi nous n'en parlons que pour montrer la filière de l'arthritisme, des diathèses en général et leur mode de répression sur le globe oculaire tout entier qui en reflète si fréquemment les états larvés ou sur le point d'éclater sur d'autres portions de l'organisme déjà imprégné.

Nil novi sub sole. Cette théorie n'a donc rien d'absolument original, mais on ne saurait trop insister ni montrer les retentissements de la diathèse sur l'organe de la vue, car du traitement de cette diathèse découlent les succès thérapeutiques, et de l'institution du régime approprié dépend le maintien de la guérison, ainsi plus rapidement obtenue, sans anicroches et pour toujours. Souvent, en effet, le malade ne peut venir à bout de sa diathèse qu'au prix d'un régime constant et quelquefois mis au point suivant les phases observées et d'après les manifestations différentes même du côté de l'œil et en rapport avec l'âge, la saison, le climat et les habitudes ou le genre de travail de ce même malade.

Abadie nous l'enseignait déjà dans la concise description étiologique de son *Traité des maladies des yeux* (p. 331) : « Très rare chez les enfants et chez les vieillards, la choroïdite séreuse paraît le plus souvent liée à certaines diathèses : la goutte, le rhumatisme, la syphilis. Elle coïncide quelquefois avec les troubles de la menstruation, au moment de la ménopause par exemple..... En somme, elle reconnaît à peu près les mêmes causes que l'iritis séreuse. Il n'est pas rare de la voir survenir, quand cette dernière affection a déjà provoqué la formation d'un léger pointillé sur la membrane de Descemet et un certain trouble de l'humeur aqueuse. »

Cette coïncidence de la choroïdite et, disons-le aussi, d'une foule de lésions intra-oculaires, surtout avec la ménopause, ne ferait que nous confirmer, s'il en était besoin, dans nos idées sur les troubles arthritiques de l'œil, car les règles sont pour la femme l'utile et souvent nécessaire déversoir intermittent de son arthritisme, plus fréquent encore chez elle que chez l'homme, à cause de ses occupations moins actives et de sa complexion plus névropathique, aussi présente-t-elle non pas un seul mais deux âges critiques ; le premier à cette époque de la vie que le vulgaire appelle la formation et l'autre au moment de la disparition définitive des menstrues.

La menstruation, au moment de la puberté, décide souvent de l'état de santé d'une fillette ; c'est un moment de crise, si souvent salutaire, que le public remet de lui-même et trop fréquemment l'époque de la guérison d'une foule d'états morbides à cette période de l'adolescence, alors escomptée fébrilement.

Le flux menstruel, pour l'arthritisme, constitue souvent le courant d'air supplémentaire nécessaire au bon fonctionnement du foyer qui tire mal. Il empêche les combustions de se ralentir en amenant la pléthore. C'est la saignée périodique salutaire de nos ancêtres.

La ménopause, au contraire, c'est la suppression de cette saignée, suppression par suite de l'émonctoire de l'acidité sanguine, facteur des maladies critiques.

Mais avant l'établissement des règles, comme après

leur suppression critique et naturelle, on peut obvier aux inconvénients qu'ils n'ont pas encore amendés ou qu'ils ont laissé se produire, et cela non pas par les médications, qui ne valent pas l'hygiène en pareille matière.

Tout le monde le professe déjà pour la jeune fille en instance de menstruation, s'instaurant en temps voulu ou simplement retardée. Mais on y attache peut-être une moins grande importance, lorsqu'il s'agit de la femme passant à la troisième période de sa vie utérine. Cette période critique, nous la tenons pour la moins désarthritisante et, par suite, pour celle où le sujet devra s'arthritiser au minimum possible et, en conséquence, observer rigoureusement les règles de l'hygiène de l'arthritique latent ou manifeste, suivant la classe à laquelle il appartient.

La choroïdite arthritique séreuse ou plastique est moins fréquente chez l'homme et chez l'enfant que chez la femme et, surtout, chez la femme après la ménopause.

Nous croyons pouvoir déduire, suivant notre thèse, de cette observation que l'arthritisme joue dans la production de ces deux sous-variétés d'affections choroïdiennes un rôle prépondérant.

En ce qui concerne la scléro-choroïdite antérieure notamment, de Wecker et Masselon, au paragraphe étiologie de leur chapitre sur cette affection (*Manuel d'Ophtalmologie*, p. 319), s'expriment ainsi : « L'étiologie de cette affection, heureusement assez rare, ne nous fournit que peu de renseignements. Elle éclate plus souvent chez de jeunes sujets de huit à vingt ans que chez les adultes, et s'observe de préférence chez les filles. La forme, qui se termine par la sclérose de la cornée et aplatissement, se rencontre plutôt à un âge avancé et concorde, chez les femmes, avec les troubles de la ménopause, chez l'homme avec l'apparition des diverses formes *de rhumatisme goutteux.* »

Les auteurs ne mentionnent aucune part, à notre connaissance, les relations de l'arthritisme avec la scléro-choroïdite postérieure ni avec la myopie progressive.

Pour nous, qui avons maintes fois recherché la goutte ou le rhumatisme chez les myopes progressifs, nous avons fréquemment trouvé, chez eux et surtout chez leurs ascendants directs ou collatéraux, en même temps que la myopie, souvent forte, les stigmates de l'arthritisme avec ses manifestations goutteuses ou rhumatismales. Du reste, il est d'assez commune règle d'ajouter aux prescriptions concernant la correction de la réfraction, les prescriptions hygiéniques d'exercice, de milieu et de travail et d'en retirer de bons effets.

Il nous sera permis sans doute d'en inférer que l'influence heureuse de ces prescriptions toujours utiles peut être, au moins pour une part, attribuée à l'amélioration de l'état général, amélioration ayant sa répercussion légitime du côté de l'état local défectueux à corriger, ce qui par suite ne peut que nous confirmer dans notre façon d'interpréter le rôle de la nutrition sur l'évolution de certaines choroïdites.

Revenant au surplus à notre vieux dicton hippocratique : « *Naturam morborum ostendunt curationes* », nous pourrons déduire de la médication généralement instituée et réussissant en l'occurrence, la nature arthritique du mal que nous étudions en ce moment.

Presque tous les oculistes ordonnent en pareil cas :

les iodures (les mercuriaux étant réservés surtout pour les cas, nombreux du reste, de choroïdite spécifique), les sudorifiques et scialagogues (jaborandi) et les prescriptions thermales, locales ou générales, communes au rhumatisme et à la goutte. Quelques-uns, et ce sont ceux-ci qu'il faut à notre avis imiter, s'adressent directement au salicylate de soude et aux sels de lithine, voire même, mais, plus rarement, aux préparations de colchique, si efficaces, cependant, dans les choroïdites franchement goutteuses.

En revanche, tous les auteurs sont muets sur les prescriptions diététiques qui, à notre point de vue, constituent cependant la base du traitement curatif ou prophylactique des récidives de la choroïdite arthritique et cela, toujours en conformité avec cette autre maxime à suivre en thérapeutique antiarthritique : « *Il vaut mieux prévenir que guérir.* »

En résumé, les choroïdites diathésiques sont justiciables de la médication locale un peu, de la médication générale beaucoup, du régime toujours ; c'est-à-dire, avant la crise, si l'on craint l'extension d'une iritis à la choroïde, pendant la crise si, n'ayant pas pu l'éviter, on veut s'en débarrasser promptement et sans dommages, après la crise, si l'on tient à supprimer les récidives très fréquentes autrement.

CHAPITRE XIX

MALADIES DU CORPS VITRÉ

HYALOÏDITE OU HYALITIS

Sommaire. — Cet organe n'est pas sujet à l'inflammation proprement dite, mais c'est un milieu favorable à la culture microbienne et aux manifestations diathésiques, d'où deux variétés : l'hyalitis suppurative et l'hyalitis séreuse. — Cette dernière seule entre dans le cadre de notre étude. — Hyalitis séreuse ou liquéfiante. — Son étiologie générale est encore obscure. — L'hyalitis séreuse d'emblée est rare, mais elle accompagne souvent les manifestations arthritiques du tractus uvéal. — Le traitement général : scialagogues, sudorifiques, diurétiques et alcalins, ordinairement employé avec le plus de succès, indique cependant qu'on est en présence de la diathèse arthritique. — La constitution chimique des cristaux trouvés dans le corps vitré, dans les cas de synchisis étincelant, ne rappellent-ils pas la constitution chimique des dépôts uratiques dans les articulations des goutteux?

Le corps vitré, comme la cornée, ne présentant pas de vaisseaux, ne peut être atteint par l'inflammation proprement dite, mais il peut, sous l'influence d'un état local de voisinage ou de l'état général, subir des modifications importantes, appelées hyalitis ou hyaloïdites.

On a donc classé, par suite, les hyalites en trois catégories principales qui sont : l'hyalitis suppurative ou infectieuse, l'hyalitis condensante et l'hyalitis liquéfiante ou séreuse.

I. — HYALITIS SUPPURATIVE

L'hyalitis suppurative reconnaît comme étiologie la propagation au corps vitré des principes infectieux exogènes (par traumatisme) ou endogènes (par endosmose et pénétration des microbes pathogènes de voisinage, corps étrangers ou vulnérants et infectants, conjonctivite, iritis ou sinusite infectieuse), et la diathèse, dans ces manifestations variées de l'infection du côté du corps vitré, ne joue qu'un rôle tout à fait accessoire, nous paraît-il, tout au moins dans l'état actuel de la science.

II. — HYALITIS SÉREUSE OU LIQUÉFIANTE

Les auteurs sont muets sur l'étiologie générale de l'hyaloïdite séreuse et, rarement, il est question de rechercher la diathèse à l'origine de ces états pathologiques locaux, pour nous comparables aux manifestations séreuses de la goutte et du rhumatisme, sur les organes du tractus uvéal, manifestations dont ils sont la suite fréquente ou qu'ils accompagnent encore assez souvent.

Il est rare en effet qu'un œil présente une hyalitis séreuse d'emblée et non précédée d'iritis ou de choroïdite, surtout.

Mais, si les traités d'ophtalmologie contiennent peu de détails à l'article étiologie dans cette variété d'hyaloïdite, tous, en revanche, s'accordent à préconiser le

même traitement général par les sudorifiques scialagogues, diurétiques, purgatifs, etc., etc.

Or, cette médication n'est autre que celle du rhumatisme ou de la goutte et agit en instituant la suppléance
par la peau et ses glandules, ainsi que par les glandes
salivaires et de l'intestin, du rein et du foie insuffisants
ou passagèrement surchargés.

De là, à conclure à la nature arthritique de la plupart
des hyaloïdites, il n'y a qu'un pas, et ce pas nous le
franchissons avec d'autant plus d'assurance que c'est
presque toujours le traitement antiarthritique, dans sa
sempiternelle trilogie, médication locale, médication
générale et diététique surtout, qui nous a donné les
résultats les plus positifs, dans les hyalitis séreuses ou
condensantes, que nous réunissons ainsi sous la même
bannière de l'arthritisme général, se manifestant localement dans le corps vitré, mais presque toujours acces-
soirement avec une autre affection de même nature du
tractus uvéal.

Nous serions confirmés encore dans cette opinion, si
c'était nécessaire, par l'étude du synchisis étincelant
ou mieux de la constitution physique et chimique des
cristaux de tyrosine, cholestérine ou de phosphates qui
sont absolument comparables aux dépôts de sels uratiques que l'on trouve pathologiquement dans les articulations des goutteux, et physiologiquement dans l'urine
humaine en général et, en quantité particulièrement
abondante, dans l'urine de l'arthritique.

CHAPITRE XX

MALADIES DE LA SCLÉROTIQUE

SCLÉRITE, SCLÉROTITE OU EPISCLIRITIS

SOMMAIRE. — Les affections de la sclérotique constituent fréquemment le prélude du glaucome ; aussi procédons-nous à leur étude comme introduction au chapitre du glaucome. — Phénomènes de début de la sclérite. — Son siège. — Episclérite boutonneuse de Darier. — L'épisclérite n'est pas une variété de l'ophtalmie scrofuleuse. — Episclérite, cyclite et iritis rhumatismale au début. — Opinion de de Wecker sur l'épisclérite. — L'épisclérite est, dans la plupart des cas, certainement de nature arthritique. — Le genre de traitement auquel elle cède de préférence, la durée de son évolution, sa marche en sont la preuve à peu près certaine. Ce traitement comporte, comme dans toutes les affections arthritico-diathésiques, la médication topique, la médication générale, le régime diététique et l'hygiène générale.

Considérant les rapports du glaucome avec les affections de la sclérotique, nous estimons qu'il est rationnel d'adopter l'usage qui s'établit de plus en plus d'étudier ces affections comme introduction au chapitre du glaucome.

I. — SCLÉRITE, SCLÉROTITE OU ÉPISCLÉRITIS

Débutant souvent par une simple hyperhémie du

tissu épiscléral, cette affection se présente alors sous
la forme d'un cercle violacé ou couleur aubergine, dû
à l'injection inflammatoire des fines terminaisons artérielles et veineuses des ciliaires antérieures, amenant
quelquefois un soulèvement œdémateux transparent
de la conjonctive, comparable au début d'un chémosis,
moins l'aspect œdémateux proprement dit.

D'autres fois, l'épisclérite n'occupe pas la totalité du
cercle périkératique, mais seulement un segment et, au
milieu du champ inflammatoire, apparaît une élevure
boutonneuse (ce qui a permis à Darier de l'appeler épisclérite boutonneuse), comparable à un petit volcan
dont le cratère jaune rouge constitue le centre de ramifications vasculaires centrifuges allant se perdre à la
base de la petite tumeur, pour disparaître dans le tissu
sain à une distance variable du cratère, suivant qu'elles
se dirigent du côté du cercle cornéen ou vers les culs-
de-sac conjonctivaux.

C'est à tort que l'on a dénommé quelquefois cette
affection ophtalmie scrofuleuse, car la véritable épisclérite est, il est vrai, quelquefois gommeuse, c'est-à-
dire syphilitique, mais presque toujours d'origine
arthritique, c'est-à-dire goutteuse ou rhumatismale.

C'est si vrai que bien souvent l'épisclérite est assez
difficile à distinguer d'une cyclite au début ou de l'iritis
rhumatismale en voie d'établissement et de Wecker et
Masselon, dans leur *Manuel d'Ophtalmologie*, page 397,
attirent ainsi l'attention des cliniciens sur cette variété
des manifestations du rhumatisme oculaire : « L'ophtalmie rhumatismale, dans laquelle cette injection périkératique joue un si grand rôle, doit être principalement rapportée à une inflammation chronique de l'iris.
Les douleurs ciliaires, les troubles fonctionnels de l'iris

et l'exsudation qu'on y observe (synéchies) démontrent d'une manière évidente que l'iritis est le principal élément de cette ophtalmie. Toutefois, il faut noter qu'il existe des cas d'iritis, parfois même accusés, qui, dès leur début, s'accompagnent d'une hyperhémie intense et d'une hyperplasie du tissu épiscléral (épisclérite), disproportionnées avec l'inflammation de l'iris. Une certaine périodicité dans les poussées d'injection épisclérale est aussi manifeste dans nombre de cas. »

Malgré cela, ces mêmes auteurs ne me paraissent pas suffisamment affirmatifs sur la nature de cette affection, mise du reste par presque tous les ophtalmologistes au compte du rhumatisme ou de la goutte, mais sans conviction. Qu'il nous soit donc permis d'insister sur ce point insuffisamment établi en oculistique, et de montrer que, si l'on veut être conséquent avec soi-même, il faut proclamer hautement le caractère arthritique d'une affection qui ne cède qu'à la médication antiarthritique générale et contre laquelle toutes les médications locales, autres que les lotions chaudes et les pointes de feu, sont par tous déclarées inutiles, sinon intempestives ou même nuisibles.

La durée de la maladie, quatre à six mois, d'après la généralité des auteurs, comporte une indication et un enseignement utiles.

Une indication, car les affections sont souvent durables ou chroniques, parce que diathésiques.

Un enseignement, parce qu'en traitant la diathèse, on obviera au caractère chronique et durable de l'affection dont on abrégera ainsi la durée ou les rechutes et les récidives désespérantes.

Le résultat ne se fait pas attendre, si l'on a soin de

songer à la diathèse arthritique si fréquente et d'en déceler la variété rhumatismale ou goutteuse.

La maladie cède alors en quelques jours ou, au plus quelques semaines, à l'emploi des salicylates de soude ou de lithine et des sudorifiques ou des préparations de colchique dans les cas franchement goutteux et invétérés, en y associant surtout les applications chaudes.

Mais il serait insuffisant de se borner aux médications locale et générale et les rechutes ou récidives seraient encore fréquentes et la durée de la maladie indéterminée, si l'on négligeait l'institution du régime si souvent oublié et qui cependant forme la base d'un traitement rapide et sûr dans ses effets, car il faut s'habituer à l'idée, pourtant bien simple et d'une logique aveuglante, que la goutte, par exemple, exige le régime dans son traitement à l'occasion d'une manifestation oculaire d'une façon encore plus impérieuse qu'à l'occasion d'une manifestation articulaire du gros orteil, par exemple.

Le dicton : « *J'y tiens comme à la prunelle de mes yeux* » n'est pas encore remplacé par le suivant : « *J'y tiens comme à mon gros orteil* » ; il n'y a donc pas de raison pour montrer dans les affections arthritiques de l'œil une sollicitude moins éclairée que dans les affections arthritiques de la podagre.

CHAPITRE XXI

MALADIES DE LA SCLÉROTIQUE (*suite*).

GLAUCOME

SOMMAIRE. — « Le glaucome n'est pas une entité morbide ; c'est un symptôme qui peut compliquer toute affection oculaire, en particulier aussi les choroïdites » (de Wecker). — Le glaucome est l'expression morbide de la rupture de l'équilibre physiologique entre la sécrétion et l'excrétion oculaire. — C'est une perversion de l'endo-exosmose des liquides intra-oculaires. — Le glaucome n'est pas à proprement parler une inflammation. — Il y a quatre variétés de glaucome : 1° glaucome prodromique ; 2° glaucome chronique simple ; 3° glaucome chronique irritatif; 4° glaucome irritatif aigu fulminant. — La dominante dans le glaucome est l'hypertonie oculaire. — Influence de l'arthritisme sur le mécanisme de l'hypertonie oculaire. — Arthritisme et artériosclérose. — Artériosclérose et glaucome. — La sclérose de la sclérotique est le premier facteur, le facteur local du glaucome. — Les lésions cardiaques, hépatiques ou rénales en sont le deuxième facteur, le facteur à distance. — L'arthritisme engendre la sclérose et les troubles des organes splanchniques en question. — Donc l'arthritisme peut engendrer le glaucome. — Le glaucome se rencontre dans la proportion de 20 pour 100 cas, chez les Israélites, la race arthritique par excellence. — Depuis longtemps on admet l'influence des affections cardiaques sur la genèse du glaucome. Mais le cœur et le rein ne sont eux-mêmes malades qu'après le foie et par suite de la faillite physiologique du foie surmené, dans les cas d'arthritisme par suralimentation notamment, d'où autointoxication suivie de néphrite, la néphrite étant suivie elle-même d'affection cardiaque entraînant à sa suite le glaucome. — L'hyperacidité organique consécutive à l'autointoxication est aussi à l'origine de la sclérose, mère de l'hypertonie. — Il faut interroger le rein chez les glaucomateux. — Expériences de Cantonnet sur l'action de la chlorurie et du régime déchloruré dans le glaucome. — Dans le traitement du glaucome, il faut par le traitement hypotenseur et la diététique préparer les voies à l'iridectomie qui ne constitue pas le seul mode de traitement du glaucome. — Histoire d'une glaucomateuse âgée de 30 ans, traitée en 1886 par l'iridectomie et par notre maître Gillet de Grandmont, conformément aux notions de l'époque. — Insuccès attribuable aux écarts de régime. — En résumé, il faut savoir : déceler l'origine splanchnique de l'hypertension générale, cause elle-même de l'hypertonie locale ; y remédier, si possible, avant l'intervention chirurgicale que devra précéder, accompagner et suivre l'institution de la médication générale et d'un régime sévère. — Se garer des médicaments qui ferment le rein et diminuent la diurèse favorable.

« Le glaucome n'est pas une entité morbide, c'est un symptôme qui peut compliquer toute affection oculaire, en particulier aussi les choroïdites. »

Ainsi s'exprime de Wecker qui ajoute plus loin (*Manuel d'Ophtalmologie*, p. 403) : « un œil devient glaucomateux, du moment où l'équilibre entre la sécrétion et l'excrétion de l'organe est rompu en faveur de la quantité de liquide que contient physiologiquement la coque oculaire. »

Autant dire que le glaucome est une manifestation de l'hypertension intraoculaire, ce qui nous paraît une juste et parfaite interprétation des symptômes glaucomateux, qu'il est plus rationnel d'attribuer à une per-

version de l'endo-exosmose des liquides de l'œil, plutôt
qu'à une inflammation « tout produit inflammatoire
faisant défaut » comme l'ajoute encore l'éminent oculiste précité, auquel nous renvoyons le lecteur pour la
description des quatre variétés de glaucome admises
par lui et actuellement aussi par la plupart des auteurs,
variétés exprimant les degrés de la maladie et les
phases progressives de la gradation du glaucome.

1° Glaucome prodromique ;

2° Glaucome chronique simple ;

3° Glaucome chronique irritatif ;

4° Glaucome irritatif aigu et fulminant.

Mais il nous reste à rechercher comment l'état général, et en particulier ses troubles d'ordre arthritique,
peuvent être en relation avec la production du glaucome dans ses différentes variétés.

Ce qui domine toute la scène toujours dramatique et
souvent tragique du glaucome, c'est la tension, ou
mieux, l'hypertonie oculaire.

En quoi l'arthritisme peut-il influer sur cette tension
et amener l'hypertonie oculaire? Voilà ce que nous
allons nous efforcer d'indiquer en montrant les rapports du glaucome avec les affections du foie, du cœur
et des reins surtout avec l'artériosclérose et en indi-
quant les troubles nerveux d'ordre sympathique, qui
réagissent en particulier sur les phénomènes de l'endo-
exosmose du globe oculaire, en rapport étroit d'autre
part avec la circulation générale qu'affectent aussi
spécialement, bien qu'à distance, les lésions de ces
organes viscéraux importants.

Lorsque, chez un malade, l'oculiste a reconnu l'existence du glaucome, il est pour lui de règle de chercher,
tout d'abord du côté du cœur, la cause générale de la

lésion locale observée et fréquemment il trouvera une affection organique des valvules troublant la circulation et entraînant à sa suite le retentissement de ces troubles du côté du globe oculaire et de la chambre antérieure en particulier.

Jusqu'alors l'œil et, en particulier la sclérotique de l'œil malade, avaient été à la hauteur de leur fonction de filtration exosmotique, mais, d'une part, l'arthritisme a amené lentement et, quelquefois, à la suite de manifestations épisclérales de rhumatisme, un peu de durcissement, de rétraction de la membrane sclérale.

Tel le premier facteur d'hypertension oculaire, puisque l'humeur aqueuse filtrant mal à travers cette sclérotique moins perméable et ce canal de Fontana souvent sclérosé et, par suite, rétréci, s'accumulera en quantité exagérée ; mais, si au défaut par insuffisance de déport liquide s'ajoute, par suite de lésion cardiaque, une résistance dans la circulation générale, les veines et les artères de l'œil, et de l'iris en particulier, seront gorgées et laisseront filtrer une quantité de liquide supérieure à la normale, autre facteur d'hypertension, puisque à l'insuffisance de déport s'ajoutera l'excès d'apport du liquide de Descemet ou de toute autre transsudation vasculaire dans la chambre antérieure. Voilà donc le glaucome constitué et se montrant, quelquefois périodiquement, si les troubles circulatoires sont périodiques et si la lésion scléroticale est encore non confirmée, définitivement, si la lésion scléroticale est confirmée et cela, soit que les troubles circulatoires soient intermittents ou qu'ils deviennent permanents.

En effet, la lésion importante dans le glaucome est bien la lésion des canaux de filtration, car, si les canaux remplissaient leur office, à moins d'hypertension générale extraordinaire, ils suffiraient au déport du liquide, même sécrété en quantité exagérée, et le glaucome n'existerait pas dans le cas, ou il surviendrait ultérieurement et seulement après l'apparition des manifestations scléreuses de la coque oculaire.

Or, qui nierait à l'heure actuelle l'influence considérable et souvent unique ou primordiale de l'arthritisme, goutte et rhumatisme surtout, sur la production des maladies du cœur et de l'artériosclérose.

Donc l'arthritisme est un des principaux facteurs du glaucome et doit être recherché dans ses manifestations même larvées comme causes fréquentes et en tant que terrain à modifier, pour éviter, pallier ou guérir cette terrible maladie de l'œil.

Ne pourrait-on expliquer par l'arthritisme la fréquence remarquable du glaucome chez les Israélites (20 p. 100 cas d'après de Wecker), son apparition plus fréquente chez l'homme et chez la femme après quarante-cinq ans, époque à laquelle le ralentissement de la nutrition s'affirme par une foule de manifestations rhumatismales ou goutteuses, d'allures chroniques et à tendances sclérosantes, aussi bien du côté de l'œil que des autres organes à tissu fibreux.

Mais, si depuis longtemps l'action du cœur malade sur la circulation sanguine et l'endo-exosmose oculaire a été reconnue et traitée comme cause de glaucome, peut-être n'a-t-on pas assez recherché l'action du foie, le principal acteur de l'arthritisme ou mieux de l'hépatisme (Glénard)?

Dans les affections du cœur ou du rein, dont nous allons parler, c'est rarement le cœur qui commence, ce n'est pas beaucoup plus souvent le rein; mais c'est presque toujours le foie, car l'individu porteur d'un foie sain et fonctionnant normalement ne peut présenter les troubles de l'arthritisme, ni de l'auto-intoxication, rarement de l'hétéro-autoxication, car le foie normal suffit à supporter un ou plusieurs assauts espacés de l'intoxication non habituelle.

Si le foie remplit sa fonction, le rein n'a plus qu'à remplir la sienne sans surmenage du fait de l'élimination des toxines en surcharge dans l'urine qui n'en contient alors que sa dose normale et, le rein fonctionnant bien, le cœur n'entre pas en lutte avec lui pour vaincre l'obstacle et ne présente ni hypertrophie, ni dilatation. Pas de surcharge graisseuse non plus, si le foie brûle l'excès de graisse musculaire ou autre de l'organe.

Mais, en outre, l'arthritisme ou mieux ses lésions successives reconnaissent, selon nous qui adoptons la théorie de Gautrelet, comme facteur principal, l'hyperacidité organique et en général l'hyperacidité sanguine. C'est donc cette hyperacidité sanguine qui modifie les tuniques artérielles et de l'endocarde, et nous donne l'explication de la sclérose des vaisseaux, de la sclérose des tissus, et du tissu fibreux notamment, comme dans la sclérotique, rarement saine chez le glaucomateux avancé en âge.

L'état du rein n'a pas été suffisamment étudié non plus jusqu'alors dans ses rapports avec le glaucome, et c'est avec un intérêt marqué que nous avons accueilli au Congrès d'Ophtalmologie de 1904 la communication du professeur de Lapersonne (*Bulletin de la Société française d'Ophtalmologie*, 1903, page 301), sur la nécessité d'étudier le fonctionnement du rein et d'en traiter les affections ou perversions de fonctions dans les cas de glaucome.

Son élève, M. Cantonnet, avait, préalablement et sous

sa direction, procédé à une série d'expériences relatées dans les *Archives d'Ophtalmologie*, janvier 1904, page 1. (Essai de traitement du glaucome par les substances myotiques) et montrant l'action des régimes chloruré et déchloruré sur la fonction urinaire et sur le tonus oculaire en particulier.

Cette notion, imparfaite jusqu'alors, du rôle de l'arthritisme dans la production des accidents glaucomateux de l'œil, ne serait-elle pas la clef du mystère de l'insuccès des traitements médicaux variés à l'infini dans le glaucome ?

Loin de nous la pensée de diminuer le rôle de l'iridectomie qui, jusqu'à nouvel ordre, reste l'arme par excellence à opposer au glaucome dans ses manifestations menaçantes pour la vision. Nous ne songeons pas plus à restreindre le rôle bienfaisant des myotiques, en tant qu'agents de thérapeutique d'attente, devant nous aider à préparer l'opération d'abord, et en confirmer les heureux résultats, ensuite.

Mais nous estimons que, l'état général étant pour nous, en raison de certaines modifications pathologiques aujourd'hui plus faciles à reconnaître, à l'origine de la plupart des manifestations du glaucome, il y a lieu d'étendre au traitement de cette vilaine maladie les bienfaits de la thérapeutique antidiathésique, avant l'opération, si elle ne peut arriver à l'éviter, après l'opération pour en confirmer les effets et éviter les récidives déconcertantes ou les rechutes que nous voyons si souvent paralyser les effets de l'opération de de Graefe.

Nous avons encore présente à la mémoire l'histoire d'une opérée de glaucome, jeune encore, et qui comporta pour nous un double enseignement vérifié, depuis, plusieurs fois, par la pratique du régime et de la médication générale dans les cas de glaucome que nous avons eu à traiter.

Lorsque j'étais chef de clinique de mon regretté maître Gillet de Grandmont, vers 1886, il eut à opérer une dame de 30 ans environ, de nationalité anglaise et mariée à un magistrat de Versailles.

Elle présentait un cas de glaucome aigu monoculaire foudroyant, avec perte de la vision en quelques heures. Opérée dans les vingt-quatre heures du début apparent de l'affection, elle recouvra une assez bonne vision, et tout portait à croire qu'elle retirerait de l'opération d'iridectomie, pratiquée à temps, tout le bénéfice possible dans un cas aussi grave ; mais au bout de quarante-huit heures, dès que la cicatrisation de la plaie opératoire eut amené l'occlusion de la chambre antérieure, les symptômes menaçants de glaucome réapparurent et, malgré le traitement local et les ponctions de la chambre antérieure à travers les lèvres de la plaie en voie de cicatrisation, nous assistâmes à l'abolition complète de la vision de cet œil, qui resta toutefois indolore.

Quelque temps après, et la malade n'avait encore pu quitter la maison de santé, lorsqu'elle fut prise des mêmes symptômes, mais plus atténués dans l'autre œil.

Nouvelle iridectomie et traitement par les myotiques, le tout suivi d'un résultat médiocre, la malade après guérison ayant simplement conservé la vision des gros objets et tout au plus suffisante pour se conduire.

Bien des fois depuis, nous avons songé à ce cas, des plus malheureux vu l'âge du sujet, et à ses suites fâcheuses et, lorsque les idées générales en médecine commencèrent à pénétrer les spécialistes de l'œil, nous avons pensé que l'institution d'un régime approprié dans l'espèce nous eut évité peut-être un pareil désastre.

En effet, la malade d'origine anglaise avait les habitudes de sa race et consommait du thé, de la viande et des farineux en quantité considérable pour une personne aussi frêle qu'elle était. Nous n'avions constaté chez elle aucune lésion cardiaque ni rénale manifestes, mais n'est-il pas permis de penser que le régime carné et des farineux en excès qui surmène le foie, que l'abus du thé produisant l'hyperacidité, entraînant à sa suite la présence de l'acide oxalique dans les urines et tendant ainsi à fermer le rein, n'est-il pas rationnel d'admettre ou tout au moins de supposer que ce régime avait pu produire le glaucome aussi précoce, et que, si on avait eu la précaution de lui substituer un régime plus simple et moins arthritisant, l'effet de l'opération eût été durable pour l'œil premièrement traité et que peut-être on eût évité l'extension du glaucome à l'œil qui avait été épargné en premier lieu par la maladie? N'eut-on pas aussi supprimé les effets arthritisants d'un régime vicieux et de nature à produire l'hypertension artérielle et par répercussion l'hypertonie glaucomateuse?

En résumé, et pour la pratique quotidienne de l'oculistique, nous croyons pouvoir conclure à la nécessité de déceler chez les glaucomateux l'hypertension générale, qu'elle soit d'origine portale, cardiaque ou rénale, et de combiner avec le traitement local chirurgical ou médical la médication générale antiarthritique (rhumatisme ou goutte) suivant la diathèse qui nous sera révélée. Ne pas oublier que dans l'artériosclérose, vrai terrain du glaucome, le régime est quelquefois souverain contre le glaucome prodromique qu'il empêche souvent de passer à l'état aigu et songer qu'il nous aide très sensiblement à combattre les effets terribles du glaucome aigu fulminant. Celui-ci revêt parfois, grâce à lui, des allures moins graves et répond mieux aux bienfaits de l'opération de l'iridectomie associée à l'administration des myotiques.

Il faudra attacher surtout une importance, capitale selon nous, au régime déchloruré et à la suppression du thé, car depuis les travaux de Widal et Javal et malgré l'observation personnelle de notre éminent collègue Javal, relatée, page 308, du *Bulletin de la Société française d'Ophtalmologie*, 1904, nous avons soumis à ce régime tous nos glaucomateux et nous avons observé une amélioration toujours aussi plus rapide dans leur état, avant l'opération qui a pu souvent être différée et qui a été en général suivie d'effets plus heureux qu'auparavant, quand l'intervention chirurgicale n'a pu être évitée.

Le thé, bien que classé à juste titre parmi les diurétiques, entraîne par contre la production dans l'urine de sels d'oxalate de chaux légèrement toxiques d'abord, et qui, ensuite, irritent le rein, produisent quelquefois des calculs de cet organe dont ils réduisent notablement la perméabilité, alors qu'il faut tendre à l'augmenter et par suite à amener l'hypotension au lieu de l'hypertension générale, ordinaire dans le glaucome.

Se méfier en outre, et tout particulièrement chez les glaucomateux, de certains médicaments comme l'antipyrine et nombre de ses isomères de la série aromatique; car on pourrait être tenté de les administrer pour calmer les douleurs, mais ce ne pourrait être qu'au risque d'un grave danger. Tous les médicaments qui agissent sur le rein en diminuant la diurèse, augmentent par contre l'hypertension générale, peuvent surélever le degré d'hypertonie oculaire et par suite aggraver les accidents glaucomateux.

Il faudra donc, avant d'établir sa thérapeutique générale, bien connaître l'action générale d'un alcaloïde ou de tout autre médicament, ses effets sur la circulation générale et notamment sur la sécrétion urinaire.

On peut en dire autant en ce qui concerne le régime à surveiller, au moins pendant la crise. Certains mets ou aliments, tels que les asperges en particulier, qui autrefois considérés comme diurétiques, ont une action à double détente sur le rein qu'elles impressionnent ainsi désagréablement par le spartate d'ammoniaque qui infecte les voies urinaires au même degré que le vase de nuit, quand on n'a pas la précaution d'absorber quelques gouttes d'essence de térébenthine au même repas. Il y a lieu de les proscrire.

CHAPITRE XXII

MALADIES DU CRISTALLIN

CATARACTE

Sommaire. — Définition de la cataracte. — Ses variétés et ses causes vraies. — La cataracte morbide est toujours l'expression d'un état général vicié; de la diathèse. — La cataracte est comparable à une dermatose. — Ses progrès sont presque toujours en rapport avec les ravages de l'arthritisme. — Pathogénie de la cataracte. — Pourquoi le cristallin se déshydrate chez certains sujets dans des conditions toutes différentes en apparence. — Pourquoi les glaucomateux diabétiques et albuminuriques sont-ils plus exposés à la cataracte? — Cataracte et humeur aqueuse sucrée ou saline. — Cataractes expérimentales. — Cataracte et hyperacidité organique générale. — La cataracte n'est-elle pas produite par la coagulation des albuminoïdes du cristallin par l'acidité de l'humeur aqueuse? — Le diabétique et l'albuminurique sont exposés à la cataracte, non pas à cause de leur sucre ou de leur albumine, mais uniquement parce que leur hyperacidité organique est la cause et de leur sucre ou albumine et de leur opacité cristallinienne. — La cataracte serait-elle une simple sclérose d'origine hyperacide comme la plupart des scléroses arthritiques? Ainsi s'expliquerait la fréquence des cataractes séniles par rapport aux autres variétés. — Cataracte chez les animaux carnivores hyperacides. — Opinion de de Wecker. — Opération de cataracte et antisepsie ou asepsie. — Traitement préventif de la cataracte. — Ce doit être un traitement général de la diathèse à rechercher et déceler suivant les méthodes cliniques aidées des méthodes biochimiques actuellement professées universellement.

On désigne sous le nom de cataracte l'opacification plus ou moins complète du cristallin sous l'influence de troubles nutritifs ou de lésions traumatiques de la lentille.

Il nous paraît difficile d'admettre une cataracte simple primitive, sénile, juvénile ou même congénitale, car il n'y a pas d'effet sans cause, aussi bien du côté du cristallin que de tout autre organe du corps humain, et il nous semble plus logique de rattacher la cataracte primitive à la classe des cataractes dépendant d'un état morbide de l'organisme général, quitte à reconnaître qu'il est souvent difficile ou impossible encore dans l'état des notions biologiques actuelles de spécifier la cause exacte d'ordre général, qui entraîne à sa suite l'apparition de certaines cataractes étiquetées séniles ou primitives.

L'orientation actuelle des études biologiques vers la recherche de la cause générale encore inconnue d'une foule d'états locaux, soit disant idiopathiques, nous fait espérer l'éclaircissement prochain de certains mystères pathologiques que l'on pourra, croyons-nous, ranger bientôt au nombre des manifestations méconnues de la diathèse.

Huschke a démontré que le cristallin fait partie de l'ectoderme dans l'œil que nous avons déjà comparé à une sphère épithéliale.

La cataracte en conséquence est assimilable à une dermatose, puisqu'elle est constituée par l'épaississement, la macération, quelquefois la kératification de la lentille et, comme les dermatoses, elle est à rattacher dans la plupart de ses variétés à un trouble général d'ordre diathésique, et la diathèse à incriminer sera le plus souvent la diathèse arthritique.

Or la diathèse arthritique se manifeste à tout âge et pourra souvent expliquer l'apparition d'une cataracte juvénile attribuable au tempérament propre d'un sujet jeune, glycosurique par exemple. Elle sera plus souvent encore imputable à l'arthritisme du père ou de la mère adultes et ayant, en état d'arthritisme manifeste, procréé un enfant arthritisé dès l'embryon et naissant avec une ou deux cataractes congénitales

Mais l'âge d'or de l'arthritisme n'est-il pas établi chez l'homme y prédisposé après la cinquantaine (âge critique masculin, ménopause féminine). C'est aussi l'époque de la vie humaine où l'on voit apparaître la cataracte.

Ne pourrait-on déjà reconnaître qu'il n'y a pas simplement coïncidence, mais au contraire relation de cause à effet, entre l'âge de l'arthritisme avec ses retentissements sur le cristallin ?...

Presque tous les auteurs expliquent la formation de la cataracte par des phénomènes d'endo-exosmose du côté du cristallin et la plupart admettent que le cristallin s'opacifie toutes les fois que son eau de constitution subit une déperdition dans sa quantité normale. La cataracte serait donc la résultante d'une sorte de desséchement de la lentille, et la pathogénie de cette phase des opacités cristalliennes nous satisferait encore, si elle était accompagnée de l'explication du phénomène qui préside à la raréfaction du liquide nécessaire à la conservation de la transparence du cristallin.

Pourquoi et comment le cristallin, chez l'adolescent quelquefois, chez l'adulte plus souvent, chez le vieillard fréquemment, se déshydraterait-il, et alors comment expliquer la cataracte glaucomateuse chez un sujet à hypertonie oculaire? Dans ce dernier cas, non seulement le cristallin ne doit pas perdre son eau de constitution, mais au contraire il doit se produire un courant d'endosmose de la chambre antérieure gorgée d'humeur aqueuse vers la lentille.

Pourquoi le diabétique et l'albuminurique sont-ils plus exposés que d'autres à la cataracte?

Certains sont polyuriques et subissent de ce fait une déperdition de liquide qui justifierait la théorie chez eux; mais nombreux sont les diabétiques cataractés, qui ne sont pas polyuriques, et il faut pour ceux-ci trouver une autre cause à leur cataracte.

On a songé à rechercher le sucre dans l'humeur aqueuse de ces malades et il n'y a été décelé qu'en quantité peu notable, de beaucoup inférieure à la quantité nécessaire pour opacifier, *in vitro*, un cristallin transparent plongé dans une solution sucrée. Même expérience et même résultat pour le sel et les solutions salines. En outre les cristallins, ainsi opacifiés expérimentalement par le sucre et le sel, reprennent leur transparence, si on les plonge ensuite dans de l'eau pure qui redissout les dépôts sucrés ou salés. Or, nous ne sachons pas qu'un cristallin, cataracté et plongé dans l'eau pure aussitôt après son extraction opératoire, ait jamais repris sa transparence.

Il faut donc, à notre avis, chercher ailleurs l'explication de la genèse des cataractes et surtout des cataractes bilatérales progressant de pair ou à peu près, et qui sont, d'après nous, sous la dépendance de la diathèse hyperacide organique générale ou arthritisme.

La substance du cristallin est composée d'après Schwalbe de 60 p. 100 d'eau et 35 p. 100 de masses albuminoïdes.

Pour nous, ce sont ces masses albuminoïdes qui jouent le rôle passif dans la production de la cataracte ; à l'acidité ou mieux à l'hyperacidité organique serait réservé le rôle actif principal.

Tout le monde connaît la propriété des acides de coaguler l'albumine et certains albuminoïdes. Donc, si les albuminoïdes du cristallin sont en contact prolongé avec un liquide acidulé, ils doivent se coaguler et par suite s'opacifier en commençant par prendre la teinte laiteuse, puis l'aspect chondroïde ou même corné comme le blanc de l'œuf durci.

L'hyperacidité organique chez l'arthritique doit influer sur la composition chimique de l'humeur aqueuse ou simplement sur la composition de l'eau de constitution du cristallin et, par endosmose dans la première hypothèse, par la présence directe dans la deuxième d'un liquide acidulé, la coagulation plus ou moins lente des albuminoïdes du cristallin constituera la cataracte plus ou moins rapide et plus ou moins généralisée d'emblée.

Le diabétique étant en général, dans ses débuts tout au moins, un hyperacide organique, il présentera des cataractes molles, liquides, et envahissant simultané-ment toutes les portions du cristallin, lorsque la gly-cosurie sera la conséquence d'une hyperacidité con-sidérable, agissant parallèlement sur la constitution anatomique de son foie, où elle intéressera la fonction glycogénique et sur la constitution du cristallin dont elle troublera la transparence.

Le sucre et la cataracte ne sont donc pas dépendant l'un de l'autre, mais dépendent au contraire tous les deux de l'hyperacidité qui est leur facteur commun et d'ordre arthritique.

On peut en dire autant de l'albuminurique qui ne doit que peu ou point ses opacités cristalliniennes à la présence de l'albumine dans ses urines, mais bien plutôt aussi à l'hyperacidité organique qui chez lui entraîne la sclérose du rein, touché dans sa fonction uropoïétique, et amène parallèlement aussi la sclérose du cristallin.

Tout au plus pourrait-on penser que, sous l'influence d'une imprégnation albumineuse endosmotique plus accentuée, le cristallin du brigthique sera plus coagulable, mais la différence ne paraît pas très considérable, étant donné le nombre des cataractes diabétiques et des cataractes albuminuriques relativement peu important, si on le compare à la totalité des cataractes observées par les oculistes, qui n'oublient jamais d'examiner les urines des malades, surtout quand ils doivent les opérer.

Admettra-t-on que la cataracte est une simple sclérose par desséchement des fibres cristalliniennes? Cela nous paraît difficile, vu que la cataracte revêt rarement la disposition géométrique de ces fibres? Dans cette hypothèse encore, par l'excès d'acide peuvent s'expliquer ce desséchement, cette sclérose liés à la soustraction de liquide aux dépens du cristallin, les acides étant plus ou moins avides d'eau, suivant qu'ils sont eux-mêmes plus ou moins anhydres.

Telle est du reste l'explication logique du phénomène de sclérose plus ou moins généralisée et notamment de l'artériosclérose que domine, pathogénétiquement parlant, l'hyperacidité organique qui fait que l'arthritisme peut être, à l'heure actuelle, considéré comme le facteur le plus important de morbidité générale et de morbidité oculaire.

Ainsi s'expliquerait la fréquence plus considérable de la cataracte chez le vieillard, car il y a deux choses qui augmentent graduellement chez l'homme en général et l'arthritique en particulier, et parallèlement avec le nombre des années d'existence, son budget des dépenses en économie domestique, et son hyperacidité organique en économie biologique.

Par l'hyperacidité générale et par son retentissement sur l'œil des personnes habitant les pays vinicoles, nous pourrons justifier le plus grand nombre des cataractes y observées, parce que le vin produit l'hyperacidité et son cortège arthritique.

Par l'arthritisme encore nous arrivons à la notion pathogénique de la cataracte chez le chien, le chat, animaux carnivores et hyperacides et plus fréquemment exposés à cette infirmité plus rare en revanche chez les animaux herbivores et par suite moins exposés à l'hyperacidité organique.

De Wecker parlant de la cataracte s'exprime ainsi : « En résumé, si l'on considère que le caractère fondamental de la cataracte sénile est le desséchement, on peut envisager cette affection comme une véritable forme de gangrène avec ses deux variétés, la gangrène sèche et la gangrène humide ».

Il note à la suite les rapports communs entre certaines cataractes et les altérations de la peau chez les mêmes sujets arrivés à la période de marasme sénile.

Nous tirons encore comme conclusion de cette analogie mentionnée à juste titre par l'éminent oculiste que les mêmes effets doivent avoir les mêmes causes.

Or, on reconnaît à l'hyperacidité organique le triste honneur d'être la cause de la plupart des dermatoses ; si la cataracte est comparable à une dermatose, comme nous l'avons déjà dit, on peut admettre qu'elle est sous la même influence de causalité pathologique.

Qui de nous, du reste, n'a déjà observé combien certains opérés de cataracte, et notamment les diabétiques ou albuminuriques, étaient intolérants pour les antiseptiques, et, si nous anticipons dès maintenant sur le traitement local, nous pourrons émettre l'opinion que le meilleur mode d'antisepsie chez les cataractés très hyperacides (diabétiques ou néphritiques), c'est l'asepsie ou simplement l'emploi de l'eau bouillie légèrement bicarbonatée.

Les bons effets de l'application d'une base sur les téguments d'un malade ne prouvent-t-il pas que ces téguments sont acides ou mieux hyperacidifiés ? Ne sait-on pas que la cure de Vichy, traitement interne et externe, est une excellente préparation à l'opération que certains opérés ou opérateurs, jadis, aimaient mieux supporter ou pratiquer à Vichy même ou à Carlsbad, pour continuer la cure au besoin pendant la période consacrée à l'intervention chirurgicale.

Le traitement préventif de la cataracte sénile découle donc des considérations qui viennent d'être exposées, et réside par suite dans l'observation des règles d'hygiène à imposer à tout arthritique latent ou manifeste.

Nous estimons qu'en reculant la phase active de l'arthritisme, phase active survenant principalement vers la quarantaine chez l'homme, après la ménopause chez la femme, on peut reculer l'apparition de la cataracte, et l'éviter même, si on a la notion exacte de son arthritisme, et si à cette notion précise on oppose un traitement aussi exactement approprié, un thérapeutique sur mesure, pour ainsi dire.

Que faire alors pour avoir la mesure où les mesures en question ?

Faire procéder de temps à autre à l'examen de ses urines par un chimiste biologiste qui nous donnera non pas infailliblement certes, mais en moyenne tout au moins, le schéma du fonctionnement biologique du malade. Et nous apporterons en conséquence à ce fonctionnement plus ou moins imparfait (car la perfection n'est pas de ce monde, même en biologie), tel remède que nous dictera le bulletin d'analyse judicieusement interprété.

Ce qu'il est bon d'établir pour éviter la cataracte sera encore meilleur à instituer pour en débarrasser le malade qui s'adresse à nous déjà porteur d'une cataracte en voie d'évolution ou à opérer.

L'analyse sera utile encore pour les indications qu'elle nous donnera sur l'état général du sujet et la cause exacte de sa cataracte et sur les moyens à employer sans tâtonner pour éviter certaines complications opératoires et quelquefois un échec funeste.

Les enseignements que nous pourrons en retirer seront, aussi, précieux pour la direction du traitement et du régime pendant la convalescence.

CHAPITRE XXIII

MALADIES DE LA RÉTINE

HYPERHÉMIE, HÉMORRHAGIE, ISCHÉMIE DE LA RÉTINE

SOMMAIRE. — Les troubles circulatoires de la rétine ne sont pas des entités mais des syndromes morbides. — Rétinite méningitique. — Embolie de l'artère centrale de la rétine et circulation générale. — Rétinite et arthritisme ou autointoxications. — Névrite rétrobulbaire et infections ou diathèses générales. — Hémorrhagie rétinienne et artériosclérose. — Opinions d'Abadie et de Rochon-Duvignaud sur le rôle prépondérant de l'arthritisme dans la genèse des rétinites. — Leur fréquence plus notable depuis l'amélioration des conditions matérielles de la vie et l'accroissement de l'arthritisme. — Au contraire la rétinite syphilitique devient plus rare depuis que la syphilis est mieux traitée. — Efficacité du traitement par les injections hypodermiques hydrargyriques.

Les différentes variétés d'hyperhémie active ou passive et l'anémie de la rétine ne sont pas des affections propres au tissu rétinien, mais de simples syndromes intéressant cet organe et apparaissant sous l'influence d'un état général qui retentit du côté de la circulation locale de la membrane rétinienne ou de la circulation générale elle-même.

Tel est le cas pour l'hyperhémie rétinienne observée dans la méningite et notée pour la première fois par Bouchut, qui en avait fait un signe diagnostique de cette affection au début.

Dans les affections du cœur, on observe aussi des troubles de la circulation rétinienne se traduisant par une pulsation artérielle exagérée chez certains aortiques.

L'embolie de l'artère centrale entraînant à sa suite des phénomènes de rétinite grave est certainement en relation avec un trouble de circulation générale ou de crase sanguine, qui détermine la production du petit caillot s'arrêtant dans une artère de plus petit calibre et provoquant dans le voisinage, en aval, l'anémie rétinienne passagère ou définitive qui entraîne la cécité, d'ordinaire complète ou à peu près et souvent aussi définitive.

Ces degrés variés de rétinite passive s'observent, en majeure partie, chez des arthritiques âgés et cardiaques, ou jeunes et atteints d'affections aiguës (rhumatisme, scarlatine), qui ont augmenté, chez eux, les auto-intoxications, au point d'amener, par insuffisance du rein, une toxhémie qui modifie momentanément la circulation normale à travers les vaisseaux capillaires de la rétine ou qui adultère la constitution du liquide sanguin qu'ils charrient.

Il en est de même des rétinites concomitantes des névrites rétro-bulbaires. L'obstacle à la circulation rétinienne est plus central, puisqu'il ne siège pas dans le globe de l'œil lui-même, pas plus dans la rétine elle-même, mais y détermine une inondation séreuse ou sanguine.

On peut qualifier ces rétinites ou états de la rétine

de mécaniques, mais ils sont, pour la plupart, sous la dépendance de troubles de la nutrition générale et liés à la syphilis ou à l'arthritisme, donc infectieux ou diathésiques proprement dits.

Quant aux hémorrhagies de la rétine, elles sont de même ordre et de même nature générale, exception faite toutefois pour les hémorrhagies traumatiques, et, encore, il y a une variété d'hémorrhagie rétinienne, qui n'est à notre avis qu'occasionnellement traumatique, c'est l'hémorrhagie survenant à l'occasion d'un effort et chez le vieillard en général.

L'effort, dans le traumatisme, est bien la déterminante finale de la suffusion sanguine rétinienne, mais l'état du vaisseau atteint dans son intégrité de structure, dans son élasticité, est la vraie cause originelle de l'éclatement vasculaire suivi d'hémorrhagie.

L'état de sclérose vasculaire, par rapport à la circulation, est comparable au verre plein que l'effort, comme une dernière goutte d'eau dans un verre plein, fait déborder accidentellement.

Donc, en général, les rétinites sont, toutes ou à peu près, de nature diathésique, et, sans parler pour l'instant des variétés syphilitiques fréquentes, tuberculeuses plus rares et que nous appellerons infectieuses, microbiennes même, nous admettrons, avec Abadie et Rochon-Duvignaud, le rôle prépondérant de l'arthritisme dans la production des rétinites simples ou compliquées de choroïdites, de plus en plus communes de nos jours.

Par l'arthritisme, dont les progrès s'accentuent dans la société avec l'excès de bien-être, partout répandu actuellement, et gagnant la classe moyenne après avoir si fortement éprouvé la classe riche, par l'arthritisme on peut expliquer le grand nombre de malades qui se présentent actuellement atteints de cette affection, autrefois plus rare et réservée plus spécialement aux syphilitiques.

Le nombre des rétinites syphilitiques qui s'offrent à notre observation ne nous paraît pas avoir augmenté depuis vingt ans ni en intensité, ni en quantité, au contraire.

C'est que le traitement de la syphilis générale et oculaire a fait depuis cette époque de notables progrès, grâce en particulier aux injections hypodermiques de préparations mercurielles solubles ou insolubles, qui enrayent la syphilis oculaire mieux que toute autre médication.

En outre, la syphilis, autrefois plus souvent méconnue et moins bien traitée au début, entraînait plus fréquemment des accidents ophtalmiques, souvent aussi plus graves.

Actuellement, tout cela nous paraît changé, la syphilis oculaire serait comparable au reflux de la marée dont l'arthritisme au contraire, si rare jadis, serait devenu le flux menaçant la société actuelle, surmenée des nerfs et *déséquilibrée du ventre*, selon l'expression de Dujardin-Baumetz, qualifiant ainsi les origines de la diathèse arthritique.

S'il est logique de ranger dans les troubles de la nutrition générale, ces différents syndromes rétiniens de l'arthritisme (hypérémie, anémie, apoplexie de la rétine), il devient encore plus rationnel d'annexer à ces phénomènes prémonitoires de la diathèse arthritique active, les deux variétés de rétinite les plus importantes par leur gravité locale et leur signification générale, la rétinite albuminurique et la rétinite diabétique, ces deux sœurs jumelles, dont le père commun est le plus souvent l'arthritisme, et la mère nourrice l'artériosclérose tout au moins locale, sinon générale.

CHAPITRE XXIV

MALADIES DE LA RÉTINE (*suite*).

RÉTINITE ALBUMINURIQUE OU NÉPHRÉTIQUE

Sommaire. — Rétinite albuminurique et mal de Bright. — Phénomènes du début. — Foyers hémorrhagiques consécutifs. — Dépôts de substance hyaline et dépôts graisseux en plaques de la rétine. — Terminaison variable des rétinites. — Rétinite et sclérose locale et générale. — Opinion de Rochon-Duvignaud sur la rétinite et l'artériosclérose. — L'artériosclérose n'est que rarement généralisée d'emblée. — Elle est locale d'abord ou plus précocement localisée à tels organes, comme la rétine, avant de devenir générale. — Dans certaines rétinites la cause immédiate de l'hémorrhagie réside dans la structure de l'organe lui-même, d'autres fois elle réside à distance dans un organe lésé, adultérant la constitution de la circulation du sang. — Rétinite albuminurique et rétinite peptonurique. — Rétinite albuminurique et diathèse hyperacide. — Rétinite albuminurique et hépatisme de Glénard. — Régime des rétinites albuminurique et peptonurique. — Régime lacté. — Comment il doit être institué. — Choix des purgatifs dans les rétinites néphrétiques. — Médicaments dangereux dans le traitement de la rétinite albuminurique. — Régime lacto-végétarien. — Régime achlorurique. — Hydrothérapie. — Thermothérapie.

La rétinite albuminurique ou néphrétique est connue depuis Bright, qui en a fait une des caractéristiques de certaines néphrites au début des complications cérébrales.

Elle s'annonce alors anatomiquement par un simple trouble de la circulation rétinienne, par de la congestion veineuse, de la rougeur péripapillaire suivie de gonflement de la papille elle-même et de suffusion séreuse plus ou moins étendue à toute la rétine, mais en particulier à la région maculaire.

A la congestion succède bientôt l'apparition de petits foyers hémorrhagiques de forme allongée comme des flammèches, au voisinage des petits vaisseaux péripapillaires ou secondaires plus périphériques.

Autour des foyers hémorrhagiques s'observent de petits dépôts de substance hyaline qui, autour de la macula, affectent individuellement la forme d'un pétale de synanthérée et la disposition générale d'une corolle de marguerite.

Au bout de quelque temps, l'état congestif et hémorrhagique s'atténue pour faire place à de nombreux dépôts graisseux en plaques, dont la coloration va du gris sale au vieil ivoire, suivant que la lésion est récente ou plus ancienne.

Enfin, à la période d'augment et d'état de l'affection succède la période de régression qui se caractérise par l'aspect grisâtre de la papille ; les artères se rétrécissent et irriguent insuffisamment le nerf optique que les veinules encore congestionnés colorent en gris cendré, comme dans la dégénérescence grise et, peu à peu, dans les cas heureux ou à solution grave différée, les altérations maculaires s'atténuent quelquefois complètement, d'autres fois en laissant après elles un simple piqueté constitué par des dépôts calcaires ou de cholestérine (de Wecker).

A la suite de cette inondation séro-sanguine, on peut voir les symptômes graves s'amender et la rétine revenir à son état anatomique à peu près normal. Parfois, on assiste à la sclérose de l'organe qui s'hypertrophie ou, d'autres fois, subit la dégénérescence graisseuse ou bien encore on voit s'accentuer l'artériosclérose locale.

Nous disons s'accentuer et non s'établir, car actuellement on paraît admettre que la rétinite albuminurique est explicable par la sclérose des vaisseaux rétiniens, sclérose simplement localisée à la rétine, dans l'état de sclérose généralisée ou intéressant seulement le rein, comme dans le mal de Bright.

Au Congrès de la Société française d'Ophtalmologie (Voir *Bulletin et Mémoires* de ladite société 1904, p. 235), Rochon-Duvignaud a traité selon les meilleures idées générales modernes en voie d'évolution la question des lésions artérielles chez les malades atteints de rétinite albuminurique, mais il s'étonne à tort, nous semble-t-il, que la sclérose artérielle et rétinienne, observée par lui à l'autopsie, ne soit pas toujours accompagnée de sclérose vasculaire généralisée.

N'est-il pas admis actuellement que l'artériosclérose est rarement une maladie absolument générale intéressant d'emblée et conjointement tout le système artériel d'un individu.

Si quelques-uns croient encore à la généralisation initiale de la sclérose artérielle, ils reconnaissent que cette maladie des artères atteint principalement et en premier lieu certains organes de préférence à d'autres, qui sont épargnés au début ou dont la dégénérescence ne marche pas de pair avec les lésions primitives ou

plus graves de certains autres centres de l'organisme.

Tel artérioscléreux fera de la sclérose du foie, tel
autre du rein ou du cœur, alors que son voisin subira
les atteintes du mal du côté du cerveau, de la prostate
ou même de l'œil et, dans l'œil même, il pourra en
ressentir les effets du côté de la glande lacrymale, de
la cornée ou de la rétine ou bien présenter les signes
du glaucome simplement, sans passer par toute la série
variée des accidents de l'artériosclérose généralisée
à tout l'organisme ou se généralisant à tout un organe,
à l'œil tout entier notamment.

Il peut donc se trouver en face d'une rétinite hémorrhagique provoquée par la simple artériosclérose des
vaisseaux rétiniens, vaisseaux devenus friables au
point de ne pouvoir un jour résister au flot sanguin
normalement poussé dans leur continuité par un cœur
sain et battant normalement.

Dans ce cas la cause n'est pas au cœur mais dans
l'œil même et dans les vaisseaux rétiniens seuls.

On peut au contraire chez un malade artérioscléreux
plus ou moins généralisé ou tout au plus brightique
quelquefois, (c'est le cas dans la rétinite néphrétique),
trouver à l'autopsie une rétine avec des vaisseaux de
structure normale et saine, ayant éclaté ou dont les
parois élastiques n'ont pu résister à la poussée sanguine violente, trop violente d'un cœur hypertrophié
ayant lutté lui-même contre l'obstacle à la circulation
opposé par le rein sclérosé qui en outre élabore ou
filtre une ondée sanguine anormale et dépourvue
d'une de ses parties constitutives plasmatiques, l'albumine.

Dans ce deuxième cas, la cause réelle de la rétinite

n'est pas non plus dans l'œil, mais dans le rein et dans la constitution du sang qu'il adultère.

Il n'est donc pas nécessaire de trouver des lésions endartérielles oblitérantes ou non, pour conclure à l'artériosclérose générale, comme facteur de rétinite ; l'artériosclérose à distance, pour ainsi dire, chez le sujet malade nous suffit pour établir le mécanisme de la suffusion séreuse ou sanguine dans la néphrite.

On s'est aussi étonné de ne pas trouver toujours dans les urines de l'albumine dans tous les cas de réti- nite néphrétique, qui sont à cet égard mieux qualifiés par l'épithète de néphrétique mais qui méritent aussi celle d'albuminurique par la raison suivante.

D'abord l'albumine n'est pas seule cause de la réti- nite néphrétique, même si nous entendons par albu- mine la variété albumine sérine, qui mérite particuliè- rement ce nom.

Il arrivait souvent naguère qu'on ne trouvait pas de sérine, même en traces indosables, dans l'urine des malades atteints de rétinite, réputée cliniquement albu- minurique.

Le malade présentait cependant tous les signes du début du brightisme et l'analyse était muette au cha- pitre sérine, hémoglobine, pyurie ou albumines vraies.

Actuellement, dans ces cas-là, on trouve toujours par l'analyse biologique, pratiquée selon les procédés les plus récents, au moins des albuminoïdes (propeptones ou syntonines assez rarement) et le plus souvent des peptones en quantités très notables.

De sorte que la variété de rétinite qui nous occupe est bien d'origine néphrétique, c'est bien le rein qui préside à son étiologie médiate et elle mérite l'épi- thète d'albuminurique dans certains cas, de peptonurique dans les autres. Quelquefois même elle sera peptonurique au début et albuminurique et peptonurique à sa période définitive.

Toutes ces nuances dans l'affection ne sont autres que les nuances de la diathèse hyperacide, de l'arthritis elle-même, dans son évolution morbide, et cela nous permet d'en inférer ou déduire cette conclusion, à savoir que, si la cause médiate de la rétinite néphrétique est imputable au rein, sa cause première est attribuable au foie surmené ou insuffisant dans sa fonction, débordé qu'il est par l'apport des autointoxications, qui amène à sa suite l'hépatisme de Glénard. Tel est l'arthritisme des anciens, facteur de sclérose locale ou généralisée, ou ralentissement de la nutrition qui fait que tous les éléments à assimiler dans l'organisme le sont incomplètement et passent pour une partie en nature sous forme de peptones dans les urines.

Au point de vue thérapeutique, il découle de ces conclusions séméiologiques que le traitement général de la diathèse, cause de tout le mal, constituera le pivot sur lequel doit rouler la médication ou plutôt le régime, car le régime, mieux que les médicaments, toujours dangereux quand le rein fonctionne mal, le régime est tout dans le traitement des rétinites néphrétiques à variété albuminurique ou peptonurique.

Respecter d'abord et favoriser ensuite la dépuration urinaire en supprimant tout aliment contenant des toxines ou poussant à l'acidité générale, voici l'important.

Depuis longtemps, le régime lacté passait à juste titre comme le meilleur mode de traitement et de régime à prescrire au néphrétique à rétinite ; mais malheureusement jusqu'alors, beaucoup de médecins prescrivent le lait seulement après une analyse révélant des traces dosables d'albumine et ils croient ce régime inutile dans tous les autres cas.

Il y a donc lieu d'insister sur les bienfaits du régime lacté, non seulement dans les cas d'albuminurie vraie et reconnue, mais encore plus peut-être dans les cas de rétinite d'allure néphrétique non accompagnée du signe pathognomonique albuminurie. Si dans l'albuminurie manifeste le lait fait merveille et ramène au plus vite la maladie à son point de départ, dans les états latents d'albumosurie, le lait rend d'aussi éminents services, parce qu'il guérit dans ces cas comme dans l'autre. Mieux encore, il réduit la peptonurie et évite que, en ne traitant pas ces prolégomènes de l'albuminurie vraie, on la laisse s'installer, quitte à prescrire le lait plus tard et quelquefois trop tard.

Mais si le lait est le médicament de choix et l'unique drogue active à administrer à l'intérieur pour ainsi dire, il faut établir judicieusement le régime lacté, et éviter deux écueils assez communs et qui ont parfois abouti à la démonétisation du régime dans l'esprit du malade, de son entourage et quelquefois du médecin lui-même.

Il est très important, avant l'ingestion du lait, d'y préparer les voies digestives, et pour cela il ne faut pas oublier que le lait transforme l'estomac en un milieu alcalin favorable à la pullulation microbienne.

Donc, il est prudent de nettoyer le tube digestif d'abord et de le purger autant que possible des microbes et toxines multiples qui l'encombrent toujours dans les cas d'une néphrose quelconque, afin que le lait par son alcalinité ne devienne pas, comme dans le choléra infantile, un milieu parfait de culture microbienne, ce qui contribuerait à augmenter les troubles urinaires. Le rein, au lieu d'être soulagé, sentirait son rôle dépurateur exagéré au contraire et pourrait y suffire encore moins peut-être.

Il faut donc au début purger le malade et, pour cela faire sans danger, éviter tous les purgatifs drastiques et notamment l'eau-de-vie allemande qui, à elle seule, a quelquefois produit, à notre connaissance, des cas de rétinite albuminurique passagère chez des prédisposés, ou l'a aggravée chez ceux qui en étaient déjà atteints.

Une fois l'intestin nettoyé par une purgation saline douce, favorisée par l'administration d'un lavement anodin et délayée, grâce à l'absorption suffisante, un peu copieuse même, d'une eau alcaline de faible degré et non gazeuse, on commence le régime du lait stérilisé ou bouilli à la petite dose d'un litre ou un litre et demi le premier jour, deux le second, pour arriver peu à peu sous trois à quatre jours à la dose normale du sujet, c'est-à-dire un litre par 20 kilogrammes de son poids normal par rapport à sa taille.

Il est prudent de rester un peu en deçà de la dose complète au début, car il faut éviter dans la rétinite néphrétique tout ce qui peut favoriser l'hypertension vasculaire et tâcher d'obtenir dans certains cas à hémorrhagies multiples ou étendues et récidivantes une légère hypotension sanguine.

De la sorte, le système vasculaire étant ménagé, l'élasticité et la résistance des parois artérielles ne seront plus dépassées, et les suffusions séreuses ou sanguines enrayées d'abord dans leurs progrès, se résorberont plus promptement.

Au bout de peu de temps, la régression des phénomènes rétiniens s'opère de concert avec l'établissement d'une diurèse déplétive bienfaisante et le retour à la vision s'ensuit dans les meilleures conditions possibles de temps et de perfection, sans même avoir recours à l'application des sangsues, à la saignée, aux ventouses ou pédiluves chauds, qui peuvent être conseillés à la rigueur tout à fait au début en attendant l'effet du régime, seul important, seul nécessaire en général, et à continuer jusqu'après parfaite guérison.

A côté de la médication inutile ou intempestive, il y a certains agents de traitement qui sont dangereux : l'antipyrine notamment et la plupart des médicaments de la série aromatique qui ferment le rein et par conséquent agissent non pas contre la cause du mal, mais associent leur action funeste à la sienne.

De même, lorsque le malade devra abandonner le régime lacté intégral, il faudra veiller aux prescriptions diététiques et écarter de son alimentation tout ce qui arthritise. On conseillera d'abord le régime lactovégétarien, les farineux et les végétaux herbacés en écartant ceux qui contiennent de l'acide oxalique ou de l'acide lactique, supprimer les boissons fermentées, les plats de viandes ou de poissons conservés, et les épices et fromages faits, etc., etc.

Ne pas oublier, dès les débuts, d'assurer les fonctions de la peau, mais éviter les bains chauds et les fumigations qui peuvent congestionner passagèrement le rein, alors que la tension sanguine n'est pas encore ramenée à la normale ou un peu au-dessous.

C'est ici le cas de mettre sévèrement en pratique les découvertes nouvelles sur la chlorurie urinaire, et il y a lieu d'éviter soigneusement dans le régime à prescrire, le sel, qui par son action sur l'épithélium du rein, augmente en général l'hypertension sanguine, favorise les œdèmes et nuirait gravement aux progrès de la régression des symptômes rétiniens en développant au contraire les suffusions séreuses et les hémorrhagies.

Du reste, les fumigations et les bains de vapeurs, qui ont rendu des services dans certains cas de rétinite néphrétique, n'arrivaient à ce but qu'en suppléant par l'hyperfonction cutanée à l'hypofonction rénale. C'est devenu inutile, maintenant que les régimes lacté et lacto-végétarien suppléent à tout cela et rétablissent au mieux cette fonction, quand ils sont rationnellement institués et minutieusement surveillés.

Donc, en attendant que les bains puissent être permis, on pratiquera des lotions chaudes sur tout le corps avec de l'eau alcoolisée pour éviter les refroidissements à redouter par-dessus tout. Elles seront suivies d'enveloppements dans la laine sèche et bien absorbante en cas de sudation qu'il faut provoquer au besoin et considérer comme bienfaisante, mais en répudiant tous les moyens violents, si elle ne se manifeste pas naturellement, ce qui est préférable.

CHAPITRE XXV

MALADIES DE LA RÉTINE (*suite*).

RÉTINITE DIABÉTIQUE

Sommaire. — Rareté de la rétinite diabétique vraie (de Wecker). — La rétinite diabétique, comme la rétinite néphrétique, n'est en général qu'un épiphénomène de l'artériosclérose. — Les signes entoptiques de la rétinite diabétique et de la rétinite néphrétique sont peu différents. — La seule différence réside dans le siège des hémorrhagies et dans la variété du mode d'agmination des foyers hémorrhagiques. — La rétinite diabétique répond moins exactement au traitement que la rétinite albuminurique. — La rétinite diabétique est accompagnée de symptômes généraux plus insidieux. — Rétinite glycosurique et arthritisme. — Nécessité d'une analyse biologique pour l'établissement du diagnostic étiologique exact et du pronostic probable. — Diabète et artériosclérose. — Inconvénients de certains médicaments. — Traitement général. — Régime diététique. — Cure d'air.

« La plupart des cas de rétinite, dite diabétique, se rencontrent chez des diabétiques albuminuriques ; en réalité la véritable rétinite diabétique est excessivement rare » (de Wecker).

Rien n'est plus juste, mais on peut sans crainte de se

tromper, reprendre cette remarque si judicieuse en y ajoutant que la rétinite néphrétique et la rétinite glyco-surique ne sont que deux épiphénomènes d'une même lésion rétinienne, due à l'artériosclérose localisée tout au moins à cet organe.

Et ce qui distingue la rétinite diabétique de la rétinite albuminurique, c'est que, si la première accompagne toujours la sclérose vasculaire localisée à la rétine elle-même, la deuxième est aussi fréquemment sous la dépendance de la sclérose rénale que de l'artériosclé-rose rétinienne proprement dite.

Dans la rétinite diabétique, le substratum ana-tomo-pathologique causal réside toujours dans la rétine elle-même, tandis que dans la rétinite albu-minurique, il est fréquemment à distance, c'est-à-dire au rein, d'où son étiquette heureuse de néphré-tique.

Aussi les signes entoptiques de ces deux rétinites diffèrent un peu, et ces différences dans les lésions constituent la preuve de notre affirmation.

Les lésions hémorrhagiques rétiniennes ressemblent en effet absolument aux hémorrhagies de la rétinite apoplectiforme simple non néphrétique, ou tout au moins prébrightique, car pour nous le rein n'est jamais absolument indemne chez un malade, quand on observe chez lui une ou plusieurs hémorrhagies non traumatiques de la rétine.

Les hémorrhagies ne sont plus situées exactement au pourtour de la papille, mais bien aux environs des vaisseaux principaux, et les dépôts graisseux ou foyers de dégénérescence accompagnent les hémorrhagies auxquelles ils succèdent par ordre chronologique. Rare-ment ou presque jamais on n'observe leur disposition en corolle de synanthérée dans la région de la macula.

En outre la rétinite diabétique, comme sa cause le diabète, échappe plus sûrement à la thérapeutique; aussi expose-t-elle le malade à des rechutes ou récidives plus fréquentes que la rétinite albuminurique dont le régime est mieux connu et plus sûr dans ses effets.

Le brightique n'a plus, comme le diabétique, les apparences de la santé, il a moins de présomption, se sent plus malade, se laisse mieux guider dans le traitement qu'il sait indispensable, et par suite s'exposant moins aux écarts de régime, on vient à bout de sa maladie locale beaucoup plus facilement que chez le glycosurique plus imprudent en général, parce que moins prévenu des dangers actuels et imminents de sa diathèse arrivée à une phase critique.

Dans la rétinite diabétique, l'œdème péripapillaire ou papillaire est moins accentué, autre raison qui indique que la lésion est d'origine plus locale que dans la rétinite albuminurique qui participe de l'œdème général brightique.

Malgré ces différences objectives constatables à l'ophtalmoscope le diagnostic différentiel exact entre ces deux variétés de rétinite ne peut être porté d'une façon certaine qu'à l'aide de l'analyse. Cette analyse indiquera la présence des albumines ou albumoses ou du glucose. On y trouvera quelquefois la révélation de ces deux symptômes principaux de troubles nutritifs accompagnant l'artériosclérose dans ses manifestations rétiniennes *in situ* ou à distance et qui ne doivent pas être considéré comme les facteurs propres de la rétinite. Ce rôle doit être réservé à l'arthritis et aux troubles de la nutrition qui entraînent à leur suite, par l'excès d'acidité sanguine, la sclérose des vaisseaux devenus en conséquence friables à l'excès et enclins aux hémorrhagies ou exosmoses séreuses pathologiques intraoculaires et rétiniennes.

Cette notion de l'arthritisme, facteur de diabète comme de brightisme, est importante, non pas tant au point de vue dogmatique que thérapeutique, car cette variété de rétinite doit être aussi traitée par le régime qui ne sera pas le même que pour la rétinite néphrétique, mais qui devra répondre à la variété du diabète observé chez le malade et différencié cliniquement et expérimentalement à l'aide de l'analyse biologique des urines.

C'est cette analyse qui donnera les principaux renseignements et les plus certains sur la nature vraie des troubles de nutrition générale qui comportent à leur suite les troubles oculaires. Grâce à ses indications, on verra combien de Wecker a raison de considérer le mariage de la rétinite diabétique avec la rétinite albuminurique comme fréquent, parce que l'analyse révélera la vraie cause commune la plus fréquente de la perversion de fonction rénale et hépatique, presque toujours concomitante, qui préside à l'instauration de l'artériosclérose, se généralisant peu à peu dans l'organisme, en affectant d'abord tel organe ou tel autre chez les différents sujets qui s'y exposent ou en subissent les atteintes. L'analyse, interprétée avec sagacité, permettra quelquefois de prédire que tel diabétique n'a rien à craindre de sa glycosurie alimentaire qui cédera bientôt au régime, mais que malgré les soins il deviendra scléreux néphrétique et mourra brightique par artériosclérose plus ou moins généralisée, et devant se localiser tôt ou tard et sans rémission au rein, parce que le rein est l'organe qui, avec le cerveau, résiste le moins à ses dures atteintes.

Au traitement général de la variété de glycosurie ayant amené la rétinite ou mieux étant accompagné par elle, il faut apporter quelques réserves dans l'emploi de certains médicaments et s'abstenir notamment, comme dans la rétinite brightique, et pour les mêmes raisons de l'emploi de l'antipyrine. Ce médicament réagit violemment sur le rein et diminue la diurèse.

Si on veut ou si on doit employer ce médicament précieux notamment dans certaines formes de diabète à polyurie prononcée, il faut à notre avis le supprimer radicalement et pour toujours dans les affections hémorrhagipares et dans le diabète avec la rétinite en particulier, sous peine de voir les hémorrhagies se succéder au lieu de s'amender et réapparaître alors qu'on les croyait conjurées.

Même précaution contre une foule de médicaments alcaloïdes ou autres de la série aromatique, qui sont très actifs et portent leurs effets sur le rein auquel il ne faut pas toucher en pareil cas, sous peine de fermer la porte par laquelle on doit laisser sortir ou on peut chasser le loup de la bergerie.

Le traitement général devra surtout être diététique et associé à la cure de Vichy, Carlsbad ou autre station hydrominérale et telle qu'elle s'impose dans le diabète non compliqué d'affection rétinienne.

La cure d'air et d'exercice modéré, le calme moral, loin du souci des affaires, constituent un des meilleurs modes de traitement, puisqu'il active la nutrition toujours ralentie chez l'arthritique. Le traitement local est très restreint et à peu près le même que pour la rétinite néphrétique ; on évitera les sangsues dont les morsures constituent de petites plaies susceptibles de s'infecter, car il ne faut pas oublier que les diabétiques ont une susceptibilité particulière des téguments et une prédisposition spéciale à l'infection.

CHAPITRE XXVI

MALADIES DE LA RÉTINE (*suite*).

RÉTINITE ICTÉRIQUE, RÉTINITE OXALURIQUE

Sommaire. — Rareté de ces deux variétés de rétinite. — Leur analogie anatomo-pathologique avec la rétinite apoplectiforme. — Relation de la rétinite ictérique avec l'hépatisme et l'arthritisme.

Ces deux variétés de rétinite en relation avec des troubles d'ordre arthritique sont rares et n'offrent en général aucun caractère local particulier.

On peut anatomo-pathologiquement les rattacher à la rétinite apoplectiforme ordinaire et leur étiquette propre ne peut être définie que par l'analyse biologique des urines, pour la rétinite oxalurique, par la clinique et l'analyse, en ce qui concerne la variété ictérique. Cette dernière fait partie des affections du foie avec rétention biliaire.

L'arthritisme préside à leurs destinées et elles sont, comme telles autres affections de nature arthritique, justiciables du traitement médicamenteux, diététique et hygiénique de cette diathèse si répandue.

Elles ne réclament aucun traitement local particulier ou autre que le traitement local ordinaire des rétinites hémorrhagiques apoplectiformes.

Il y a lieu d'éviter aussi d'introduire dans la thérapeutique de ces variétés nosologiques les médicaments à double effet dont il a été question déjà dans les deux chapitres précédents au sujet des rétinites albuminuriques et diabétiques.

CHAPITRE XXVII

MALADIES DE LA RÉTINE (*suite*).

DÉCOLLEMENT DE LA RÉTINE

Sommaire. — Classification de Lagrange, de Bordeaux, en quatre catégories.—Nous en ajouterions volontiers une cinquième. — Décollement de la rétine d'origine diathésique. — Décollement de la rétine et rhumatisme. — Hyaloïdite rhumatismale et décollement de la rétine. — Utilité du traitement général comme préventif du décollement de la rétine.

Au Congrès de la Société d'Ophtalmologie française, mai 1903, dans la discussion qui suivit une communication fort intéressante du Dr Terson père (de Toulouse), sur un cas de décollement de la rétine chez un paludique, le Dr Lagrange (de Bordeaux), proposa une classification des décollements de la rétine en quatre catégories : 1° ceux qui sont consécutifs aux tumeurs ; 2° ceux qui résultent de la myopie ; 3° ceux qui viennent d'une infection générale ; 4° ceux qui tiennent à un traumatisme.

Dans la troisième catégorie des décollements de Lagrange, il eut fallu ajouter les décollements de la rétine d'origine diathésique et en particulier de nature arthritique.

Le décollement de la rétine idiopathique accompagne très souvent les troubles survenant sans cause traumatique ou néoplasique du corps vitré. Or l'hyaloïde est bien souvent d'origine arthritique, rhumatismale ou goutteuse. Il ne faut donc pas chercher ailleurs, en pareil cas, l'explication pathogénique des décollements qui ne sont que des épiphénomènes de la diathèse qui a présidé aux débuts et à l'évolution du rhumatisme du côté du corps vitré, décollement qui fait partie lui-même de cette évolution quand l'hyaloïdite rhumatismale ou goutteuse ne peut être conjurée au début de son apparition dans un œil aussi gravement menacé.

Il est donc très important de reconnaître la diathèse arthritique dans ses effets hyaloïdiens, si l'on veut la combattre effectivement et parer au décollement terminal, si souvent funeste en pareil cas.

Si, consulté trop tard pour combiner avec le traitement local de l'hyaloïdite, les effets bienfaisants du traitement général pour éviter le décollement, on se trouve en face d'un décollement confirmé et plus ou moins complet, la connaissance des troubles diathésiques sera encore utile, pour éviter, si possible, un pareil désastre du côté resté sain mais souvent menacé du même sort.

Car, à part certains cas heureusement très rares de décollement de la rétine d'emblée binoculaire, le décollement, qui est souvent bilatéral, s'installe alors successivement et à intervalle plus ou moins long dans les deux yeux.

Le traitement général de cette affection, toujours si grave, et institué dès ses débuts est le même que celui de l'hyalitis arthritique dont elle ne constitue que le triste dénouement.

CHAPITRE XXVIII

MALADIES DU NERF OPTIQUE

NÉVRITE ET ATROPHIE DU NERF OPTIQUE

Sommaire. — Étiologie des névrites et atrophies du nerf optique. — Syphilis infection, diathèse, hyperacide et sclérose vasculaire consécutive. — Atrophie tabétique. — Rôle du toxinisme et de l'intoxication auto ou hétero-intoxication. — Traitement des névrites et atrophies du nerf optique. — Avantages de la médication spécifique, comme dans les cas de syphilis du nerf optique, encore à découvrir pour les cas de névrite et d'atrophie arthritique ou sclérosante.

Les maladies du nerf optique, névrite ou atrophie, sont le plus souvent d'origine syphilitique; la syphilis, dans les différents cas, agit en tant qu'infection et l'infection procède par sclérose des vaisseaux sanguins tout d'abord; alors la circulation sanguine des éléments et tissus nerveux ou de leurs enveloppes étant troublée par exagération, d'abord, (artérite) et par diminution du courant sanguin, en second lieu, à la phase névritique succède la phase atrophique.

La syphilis, il faut le reconnaître, est l'affection sclérosante par excellence, mais immédiatement après elle, et comme facteur de sclérose, vient l'arthritisme qui souvent se combine avec la syphilis et exerce avec elle les ravages aujourd'hui connus de l'artériosclérose, sans laquelle il n'y aurait pas de sclérose tissulaire, nerveuse ou autre.

Si la pathogénie des névrites et des atrophies du nerf optique est toujours obscure, elle le devient un peu moins et l'on est en droit de supposer que syphilis, arthritisme ou infection de tout autre ordre n'agissent que par l'artériosclérose locale ou se généralisant et s'étendant alors au nerf optique.

C'est ce qui se passe dans les atrophies tabétiques ou d'origine centrale, dans les névrites ou atrophies d'ordre toxique ou toxinique ou même biochimique, comme dans la peptonurie, l'albuminurie, le diabète et l'oxalurie.

Si nous admettons donc l'influence de l'hyperacidité sanguine et humorale sur la production des phénomènes de sclérose vasculaire, il est permis de penser que l'arthritisme, qui joue son rôle dans toutes les affections filiales de l'artériosclérose, doit être combattu par les moyens thérapeutiques et diététiques déjà préconisés. Employés seuls, ils seront plus efficaces bien souvent que le traitement local, impuissant dans presque tous les cas non syphilitiques ; mais il vaut mieux les associer au traitement local dont ils constituent le plus puissant adjuvant et le seul sur lequel jusqu'à nouvel ordre il faille un peu compter.

Si la nature microbienne de l'arthritisme, qui est encore bien douteuse, était bientôt vérifiée, peut être amènerait-elle à sa suite la découverte du spécifique de l'arthritisme, correspondant au mercure pour la syphilis. Alors, la thérapeutique des affections nerveuses du globe oculaire et notamment des atrophies ou dégénérescences hériteront d'un auxiliaire puissant, bien que, de toutes les affections syphilitiques ou arthritiques qui affectent les minuscules organes qui composent l'appareil de la vision, celles qui répondent le moins à la thérapeutique spécifique soient les éléments nerveux.

Et ceci n'a point lieu de nous surprendre pour l'œil, puisqu'il ne fait en cela que répondre à la loi générale de l'organisme dans les infections qui frappent plus irrémédiablement le système nerveux que tous les autres plus résistants et plus enclins à la *restitutio ad integrum*.

CHAPITRE XXIX

TRAITEMENT LOCAL

Sommaire. — Dans les affections diathésiques de l'œil, le traitement local est l'accessoire et le traitement général doit jouer le principal rôle. — L'arthritique aime la chaleur, exception faite pour certains goutteux. — Les lotions chaudes et autres topiques chauds lui conviennent. — Éviter les antiseptiques irritants. — L'asepsie lui convient mieux. — Ne pas abuser des applications locales humides qui décapent les téguments et favorisent la nécrose épithéliale ainsi que l'apparition d'érythèmes variés. — Avantages de l'eau glycérinée au 1/10. — Méfaits des collyres caustiques, rarement utiles. — Méfaits des collyres anesthésiques ou ischémiants. — La cocaïne et l'adrénaline sont des médicaments de circonstance et non de traitement prolongé, car elles ne remplissent que rarement l'indication causale. — Éviter les incompatibilités dans l'association des topiques. — Prescrire toujours les sels neutres chez les arthritico-diathésiques, surtout en ce qui concerne l'atropine. — Roséole atropinique. — Urticaire et faux croup d'origine atropinique. — Moyens de les éviter et de les combattre. — Atropine et glaucome. — Myotiques et glaucome. — La médication locale des cataractes est illusoire. — L'extraction est le seul traitement rationnel. — Pauvreté de la thérapeutique locale dans le traitement des hyaloïdites, choroïdites, rétinites et névrites arthritico-diathésiques. — Ventouses. — Sangsues. — Applications chaudes.

Le lecteur aura sans doute remarqué combien nous avons été bref sur le paragraphe, traitement local de chacune des maladies, dont nous avons noté les rapports avec l'arthritis. La raison en est bien simple et la suivante.

Les affections dont s'agit sont de nature diathésique, c'est-à-dire d'origine générale, en conséquence le traitement devra plutôt s'adresser à la cause générale pour la supprimer ou en atténuer et restreindre les effets locaux.

L'indication causale étant d'ordre interne la médication devra être surtout interne aussi et le traitement local lui cédera le pas dans la plupart des cas.

Lorsqu'il y aura lieu, comme dans les affections des téguments externes ou moyens, conjonctivites, kératites, iritis, etc., d'instituer un traitement local, il sera bon de se rappeler tout d'abord que l'arthritique est une plante de serre chaude et que la chaleur seule lui convient.

Donc lotions chaudes, eau chaude, air chaud, climat chaud, rien que des topiques chauds.

Il n'est permis d'oublier ce précepte important de la thérapeutique locale des ralentis de la nutrition qu'en faveur de certains goutteux. Nous connaissons quelques types rares de ce genre, qui ne supportaient pas, les topiques chauds, secs ou humides, et le podagre qui expose son pied goutteux au frais en dehors des couvertures a son pendant en oculistique. Quelques malades, irido-cyclitiques notamment, se trouvent mieux apparemment et réellement de la suppression des topiques chauds, mais cela ne veut pas dire qu'il faille leur appliquer la méthode contraire. *In medio stat virtus*, pour eux aussi, et à ceux-là pas d'applications ou de lotions chaudes, pas de bandeaux; de simples lunettes fumées les préserveront de la lumière trop vive dans une atmosphère tiède ou à peine fraîche.

L'arthritique est un être douillet qui aime la chaleur et déteste aussi les topiques irritants, donc pas de lotions antiseptiques irritantes.

Du reste il suppure peu ou point et son hyperacidité personnelle, s'exhalant par tous les pores de la peau, inonde ses épithéliums qui en meurent; cette hyperacidité le met en état d'asepsie ou d'antisepsie relative.

Il est inutile donc, dangereux même parfois, d'y ajouter l'action des antiseptiques, action à double détente, intempestive en tant que microbicide, nocive quelquefois en tant qu'irritante.

Il faut alors se contenter de faire de l'asepsie et souvent même de l'asepsie associée aux alcalins en applications locales.

Certains alcalins du reste, le salicylate de soude notamment, réunissent dans ce cas les deux conditions exigées par l'arthritique.

Ne pas abuser des lotions ou fomentations chaudes, même quand elles sont bien supportées, car l'arthritique a ceci de particulier que ses téguments sont déjà secs et décapés ; si le décapage est exagéré par les lavages trop fréquents et non onctueux, les épithéliums se nécrosent encore plus rapidement et on voit apparaître de l'érythème ou quelquefois encore de l'eczéma, souvent pire que le bobo que l'on voulait traiter.

Il y a des sujets intolérants au point de ne pas supporter l'anodine eau boriquée et qu'il faut lotionner à l'eau de guimauve préparée fraîchement et non acidifiée par la fermentation, ou mieux encore avec de l'eau simple bouillie et léniliée avec de la glycérine dans les proportions de 1/10 de glycérine.

A un titre plus élevé, la glycérine, qui est un corps très hygrométrique, se saturerait aux dépens des liquides tégumentaires et son action irait à l'encontre de celle qu'on désire d'elle.

Donc les lotions et applications chaudes ne seront pas irritantes ni plus antiseptiques que de raison, et parfois simplement aseptiques.

En outre pas de collyres caustiques, dans les conjonctivites arthritiques ; ils sont inutiles, puisque la suppuration est rare ou presque nulle, et ils peuvent en amener sans bénéfice aucun, bien au contraire.

Mais alors, dira-t-on, comment traiter une conjonctivite sans collyre ? Par les lotions chaudes comme ci-dessus indiquées déjà et par le traitement général qui sera exposé plus loin.

Éviter autant que possible les collyres anesthésiques souvent inutiles à base de cocaïne et décongestionnants à base d'adrénaline.

L'arthritique est un ralenti de la nutrition en général et de la circulation oculaire locale souvent en particulier. Il est donc peu logique d'aggraver son défaut capital, momentanément par une médication isopathique.

La cocaïne du reste donne une minute de satisfaction, mais n'atténue pas le mal, elle atténue simplement la sensation douloureuse et désagréable et fait éprouver aux yeux malades une impression de froid pénible, de vide et de quasi courant d'air entre les paupières et le globe oculaire. Au bout de quelque temps, les malades renoncent spontanément à cette médication dont ils reconnaissent bientôt l'effet nocif et quelquefois pénible

même. En outre la cocaïne, en restreignant la circulation locale par ischémie, amène la mortification des
épithéliums, déjà si fragiles chez l'arthritique et, dans
les kératites notamment, au lieu d'être un adjuvant
de la cicatrisation, elle favorise les herpétides cor-
néennes et ralentit la prolifération des cellules épithé-
liales de restauration.

La cocaïne est un excellent anesthésique local, qu'il
faudrait inventer, s'il ne l'était, pour les petites inter-
ventions momentanées sur la cornée qu'il insensibilise
au mieux des intérêts du malade et de la commodité
du chirurgien, mais c'est pour l'arthritique sinon pour
d'autres un détestable agent de thérapeutique rationnelle et causale.

On peut en dire autant de l'adrénaline qu'il faut
réserver au glaucome et, encore, le dernier mot sur ce
chapitre n'est pas dit.

C'est un médicament sûr, un aide chirurgical merveilleux et un hémostatique précieux dans les affections traumatiques ou purement morbides à hémorrhagies récidivantes; toutefois il faut se garder d'en
abuser comme agent de décongestion dans les simples
états hyperhémiques de l'œil.

Ce n'est pas en restreignant la circulation dans les
inflammations de l'œil qu'on arrive à la guérison, c'est
au contraire en activant la circulation ralentie qu'on
entraîne dans le torrent circulatoire général certains
produits morbides localisés au globe oculaire. En
diminuant les obstacles à la circulation générale pro-
chains ou éloignés du globe, on fera mieux rentrer
l'œil dans l'ordre et on l'aidera ainsi à surmonter
les troubles locaux dont il est la victime innocente
bien souvent.

Les gynécologistes décongestionnent l'utérus par des irrigations chaudes bien mieux qu'avec l'antique ergot de seigle et le perchlorure de fer suranné ; on arrive au même résultat pour l'œil sans avoir recours, sauf le cas de force majeure, aux ischémiants à action passagère et qu'il faut administrer d'une façon répétée ou continue, ce qui n'est pas sans danger pour l'organe local qu'il s'agit de guérir au mieux de ses intérêts.

Nous avons déjà attiré l'attention sur les incompatibles dans le chapitre qui a traité des affections des voies lacrymales. Nous n'y revenons que pour rappeler, qu'il faut les éviter surtout dans les affections de la cornée, qui exigent quelquefois des insufflations de calomel en poudre ou l'application de pommades hydrargyriques plus ou moins stables, suivant la nature des liquides et des humeurs oculaires, souvent hyperacides, notamment chez l'arthritique.

L'iritis est toujours justiciable des mydriatiques qui constituent la base du traitement de cette affection, dès le début pour rompre les adhérences et, ensuite, en cours de maladie pour maintenir la dilatation pupillaire en attendant la résolution des phénomènes rhumatismaux intraoculaires menaçant la mobilité du diaphragme irien. Mais il faut toujours prescrire les sels neutres d'atropine et s'assurer qu'ils ont été ainsi délivrés et qu'ils sont restés neutres à l'état de solution.

On accuse l'atropine et ses sels de produire une certaine irritation, des conjonctivites folliculaires notamment. L'accusation ne serait pas si souvent justifiée, si le collyre était toujours à base de sel neutre ; car ce n'est pas l'alcaloïde en lui-même qui est surtout à incriminer en pareil cas, mais l'excès d'acide qu'il comporte dans la solution et qui vient augmenter l'acidité des

larmes imprégnant la muqueuse oculaire qui en souffre
déjà suffisamment chez l'arthritique déjà hyperacide.

L'atropine occasionne aussi en été, surtout pendant
les chaleurs, chez les enfants blonds, à peau fine, nerveux et impressionnés par l'examen, les enfants arthritiques en un mot, de petits phénomènes d'intoxication
passagère d'allure dramatique et effrayante pour les
parents ; nous voulons parler de la roséole atropinique,
souvent accompagnée de spasme laryngé. Cet épiphénomène constitue une attaque de faux croup et le
médecin de la famille, souvent appelé à domicile et
pas toujours mis au courant du traitement suivi par
l'enfant à notre consultation, croit avoir affaire à du
croup d'emblée ou tout au moins à du spasme du
larynx de cause morbide et non toxique passagère.

Ces enfants sont de petits arthritiques qui réagissent très vivement à l'atropine. Aussi faut-il être prudent chez eux et prescrire l'atropine à très faible dose,
l'instiller soi-même en appuyant un peu sur le sac
lacrymal pour éviter le passage brusque de la goutte
dans les fosses nasales, et ne pas coucher l'enfant,
afin que la goutte ne s'épanche pas avec les larmes
dans l'arrière-gorge où elle agit localement et trop
vivement du côté du larynx et des cordes vocales.

Si, malgré toutes ces précautions, étant donné le
tempérament arthritique, l'émotivité du sujet et la
saison chaude, on craint ces petits accidents, il sera
bon de prévenir les parents de leur éventualité et de
les mettre en garde contre la frayeur qu'ils comporte-
raient et qu'on éprouverait certainement dans l'entourage du malade.

Comme antidote, on doit alors administrer un peu
de café noir ou de café au lait qui débarrassera bien

vite l'enfant de la roséole ou de la sécheresse pénible de la gorge dont nous venons de parler.

Si l'atropine est le médicament spécifique local de l'iritis arthritique avec adhérences actuelles ou imminentes à la cristalloïde, personne n'oubliera que, dans le glaucome au contraire, l'atropine et la tension intraoculaire qui en est le facteur menaçant sont sous la dépendance l'un de l'autre.

L'atropine et les autres mydriatiques ont été pris jadis par certains oculistes comme des hypotenseurs de la pression intraoculaires, mais on est heureusement revenu sur cette opinion faussement favorable à la mydriase thérapeutique dans le glaucome.

Actuellement, tous les oculistes, sans exception à notre connaissance, ont reconnu le rôle néfaste des mydriatiques comme favorisant l'obstruction intraoculaire probablement par le mécanisme du refoulement de l'iris vers les canaux excréteurs de l'humeur aqueuse et il faut se garder soigneusement d'employer les collyres dilatateurs de la pupille et même la cocaïne chez les glaucomateux.

Tout au plus sera-t-il permis d'anesthésier la cornée d'un glaucomateux au moment de l'opération et en instillant en même temps un collyre myotique, ce qui permettra d'utiliser pour l'opération les bienfaits de l'anesthésie cocaïnique en parant parallèlement à ses méfaits légèrement hypertenseurs par l'action hypotensive de l'ésérine par exemple.

Car les myotiques sont de règle dans le glaucome et les instillations de collyre au sulfate ou salicylate d'ésérine, nitrate ou salicylate de pilocarpine peuvent prévenir ou retarder une attaque de glaucome qu'elles combattent efficacement, s'il se déclare malgré tout.

Les myotiques sont les meilleurs médicaments locaux de préparation à l'opération, si elle est indispensable, et leur usage est aussi justifié et souvent même nécessaire après les opérations de sclérotomie ou d'iridectomie qui sont encore le spécifique chirurgical curatif du glaucome en général.

En ce qui concerne la cataracte, le seul traitement local absolument justifié, lorsqu'elle est complète, c'est l'opération d'extraction suivant le mode variable, selon l'opérateur et quelquefois l'espèce de cataracte à extraire.

Les médications locales sont toutes tombées en désuétude, parce qu'aucune n'a donné des résultats encourageants. Malgré toute la déférence que nous devons à notre ancien maître le professeur Badal, nous avons le regret de penser, après enquête auprès des confrères et expérience personnelle, que les collyres iodés n'ont pas, ces temps derniers, prouvé leur efficacité notoire dans les cas d'opacités récentes ou limitées, anciennes ou confluentes du cristallin atteint de cataracte diathésique ou autre, morbide, et non traumatique.

La thérapeutique médicale topique est presque aussi pauvre dans les hyaloïdites, choroïdites, rétinites et névrites diathésiques.

A part les ventouses, les sangsues, les lotions chaudes, les bains d'air chaud (Ostwalt), qui sont employés comme décongestionnants du globe en général et de l'organe particulièrement atteint dans son économie intérieure, toutes les médications dans ces états diathésiques s'adressent à la diathèse elle-même et par suite sont d'ordre général et du ressort de la médication interne ou de la diététique.

CHAPITRE XXX

TRAITEMENT GÉNÉRAL

hypodermique de sels solubles en général et de peptone hydrargyrique ammonique en particulier constitue le procédé de choix. — Pourquoi nous préférons les injections quotidiennes de sels solubles aux injections intermittentes de sels insolubles. — Méfaits de ces dernières dans certains états du rein. — Le rôle des cacodylates en oculistique est encore insuffisamment déterminé.

II. AGENTS PHYSIQUES. — Rôle des agents physiques dans la médication générale des affections arthritico-diathésiques de l'œil. — En tant que préventif et curatif. — L'hydrothérapie chaude seule convient à l'arthritique malade. — Les bains d'air chaud, de vapeur ou les fumigations sont aussi préférables aux bains de vapeur et aux fumigations humides. — La vie au grand air, l'exercice modéré et tous les sports, pratiqués avec modération, après entraînement, sont recommandables. — Le massage ne vaut pas l'exercice et ne le remplace qu'imparfaitement.

III. RÉGIME DIÉTÉTIQUE. — « *Mieux vaut prévenir que guérir* ». — Le régime prévient, la médication guérit. — L'arthritisme provient des écarts de régime alimentaire ou d'exercice sinon des deux associés au facteur hérédité. — Moyen d'éviter l'arthritisme : « *Être sobre et actif et gagner sa vie ou s'amuser à la sueur de son front* ». — Ce qui est vrai pour l'arthritique général est aussi vrai pour l'arthritique oculaire. — L'ophtalmologiste doit s'occuper du régime de son malade. — Il devra entrer dans les détails du régime. — Le régime alimentaire des arthritiques selon A. Gautier. — Tous les arthritiques ne sont pas justiciables du même régime. — Arthritiques uricémiques et arthritiques oxaluriques. — Action des fruits verts et des fruits mûrs. — Cure de raisins. — Régime lacté. — Régime achloruré. — Régime végétarien. — Régime lacto-végétarien.

S'adresser à la cause générale d'une affection à manifestations locales correspond à lutter contre cette affection locale elle-même ; aussi, dans les maladies diathésiques de l'œil, la thérapeutique générale doit occuper le premier rang, car c'est elle qui rendra les plus grands services au point de vue de la guérison du malade.

Dans les affections arthritiques de l'œil, la thérapeutique générale devra donc comprendre les trois facteurs principaux de traitement des troubles oculaires par ralentissement de la nutrition.

1° La médication générale ; 2° les agents physiques généraux ; 3° la diététique ou régime alimentaire et d'exercice.

I. — MÉDICATION GÉNÉRALE

Puisque nous avons admis l'hyperacidité organique comme facteur principal de l'arthritisme, il découle tout naturellement de ce principe que la médication de cette diathèse sera surtout alcaline.

Il faudra donc dans les cas bénins recourir tout d'abord au bicarbonate de soude, sous forme de cachets, en potion ou dilué naturellement dans de l'eau de Vichy ou de Vals en se rapprochant, autant que possible, des conditions de thermalité de chacune des sources à employer.

Les sels de soude sont également utiles et recommandables dans les cas de rhumatisme et de goutte oculaires, mais pour employer les sels de soude ou les eaux alcalines naturelles, pendant un certain temps, en toute connaissance de cause et, par conséquent aussi utilement que possible et sans danger réel ou danger d'aller au rebours de ses désirs et d'une thérapeutique absolument éclairée et rationnelle, il sera bon de demander au malade une analyse biologique complète destinée à éclairer la situation biochimique de ses échanges nutritifs.

Cette analyse indiquera tout d'abord si le malade est goutteux ou rhumatisant et établira son bilan biologique.

Rhumatisant, il sera surtout justiciable du salicylate de soude qui peut, envers et contre tous les produits nouveaux ou anciens préconisés contre le rhumatisme, être encore considéré comme le remède spécifique de cette affection, surtout quand elle revêt l'allure infectieuse ou autointoxicante.

Si le rein et le cœur ne présentent aucune contre-indication vraie à son emploi, il ne faut pas craindre les doses élevées, mais en surveillant le malade et sans dépasser jamais la dose qui amène les bourdonnements d'oreille.

Cette dose est variable avec les sujets et même avec l'heure de la journée à laquelle sera administré ce médicament.

Tel malade, en effet, qui supportera 6 et 8 grammes de salicylate de soude, absorbés dans la matinée, présentera du vertige et des bourdonnements d'oreilles ou, en un mot, de l'ivresse salicylique, si on lui fait absorber 2 grammes, même un seul gramme dans la soirée.

Et voici à notre avis pourquoi.

Dans la matinée, le rein n'ayant à éliminer que le médicament et une faible ration de toxines, suffit amplement à la filtration des deux à travers ses canalicules, mais, dans la soirée, vu la surcharge autotoxinique de dépuration naturelle et postalimentaire, le salicylate est en trop, s'élimine mal et agit alors, lui-même, aussi comme toxique en même temps que comme médicament et cette intoxication relative se manifeste par les troubles inhérents à l'excès de la dose du médicament.

Donc, dans les cas de ce genre, donner le salicylate dans la matinée et laisser dans la soirée le rein se reposer, en favorisant même la diurèse décongestionnante et désencombrante de cet organe qu'on peut appeler la vanne de l'arthritisme.

Si, au contraire, la clinique et l'analyse des urines semblent indiquer de la goutte oculaire, le salicylate de soude dans certains cas donnera quelques résultats, mais il vaut mieux s'adresser dans les cas aigus ou tenaces aux préparations de colchique ou à la colchicine administrée selon les règles adoptées pour ce médicament très actif et qui demande une surveillance toute spéciale à cause de la réaction vive qu'il produit sur le rein et l'intestin.

Les sels de lithine (salicylate, carbonate, benzoate), sont aussi recommandés, de préférence aux sels de soude, dans les affections oculaires goutteuses.

Le sulfate de quinine n'est pas d'un grand secours, excepté dans les névralgies oculaires et même, dans certains états d'ischémie rétinienne, il y a lieu d'éviter ce médicament qui réduit encore le calibre des vaisseaux. On attribue au sulfate de quinine quelques cas d'atrophie du nerf optique à la suite d'affections générales (fièvre typhoïde notamment) qui avaient nécessité l'emploi prolongé de ce médicament.

Pour nous, nous ne croyons point que le sulfate de quinine ait été si méchant, et nous inclinons à penser que ces atrophies ont été la conséquence de troubles locaux inhérents à l'affection générale, troubles locaux contre lesquels la quinine a lutté moins victorieusement que contre les troubles généraux qu'elle a dissipés.

Ne savons-nous pas tous qu'un enfant qui est devenu bossu ne doit point sa gibbosité à une affection tuberculeuse ou autre de la colonne vertébrale, mais bien à sa nourrice ou à sa bonne qui l'a fait ou laissé tomber sur les reins ?

En médecine, le médecin et le médicament pour mériter toutes les louanges et n'essuyer aucun reproche, doivent toujours remporter la victoire sans laisser un seul combattant sur le terrain.

L'antipyrine dans le rhumatisme et la goutte oculaires devra être réservée aux cas douloureux et employée seulement comme antagoniste de ce symptôme, car elle rend en cette occurrence de notables services, mais il ne faut pas oublier son rôle oligurant et ses effets sur le rein qu'elle ferme, en retenant ainsi dans l'organisme les déchets urinaires, qu'il faut au contraire éliminer à outrance.

Associée au salicylate de soude en potion et non en cachets, parce qu'elle forme ainsi un magma déliquescent, elle constitue le meilleur agent contre la douleur; mais il faut surveiller son emploi qui amène, quelquefois au début et, plus souvent, au bout de quelques jours, des syncopes parfois impressionnantes chez un goutteux ou un rhumatisant toujours au moins candidat à la cardiopathie vraie ou artérielle.

L'aspirine introduite nouvellement dans la thérapeutique générale de la goutte et du rhumatisme, et que nous employons depuis dans les affections arthritiques du globe oculaire, est un excellent médicament sans danger aucun. Il n'est pas si actif, si efficace, si spécifique du rhumatisme que le salicylate de soude, mais dans la goutte il agit mieux que le salicylate de soude et constitue le meilleur calmant d'indication causale dans les affections qui comportent le symptôme douleur.

Si, dans le rhumatisme, c'est le salicylate de soude qui occupe le premier rang, dans la goutte oculaire, l'aspirine mérite cette place comme sédatif, et vu son innocuité elle est préférable au colchique qu'il faut réserver pour les cas rebelles à toute autre médication plus anodine.

L'aspirine n'a qu'un petit défaut. C'est un médicament qui se dissout en présence des alcalins ; il faut donc éviter de l'administrer concurremment *in horâ* avec les alcalins et les aliments alcalinisants, le lait notamment, car il se dissoudrait alors dans l'estomac. Il occasionnerait, par suite, assez souvent des nausées, voire même des vomissements, qui ont le double inconvénient d'indisposer le malade et de retarder ou d'annihiler l'effet du médicament.

Il faut l'administrer seule et au repas, autant que possible ; de la sorte l'aspirine se dissout seulement dans l'intestin, milieu alcalin, et produit ainsi tout son effet bienfaisant sans le moindre inconvénient de par ailleurs.

Certains hypochlorhydriques à sécrétion gastrique pervertie supportent assez mal l'aspirine, parce que leur estomac, au lieu d'être un milieu suffisamment acide, se rapproche du milieu alcalin particulier à l'intestin ; il faut alors prescrire l'aspirine en sel granulé effervescent, ou dans une solution un peu acidulée.

C'est aussi un excellent médicament à opposer à la migraine ophtalmique ou autre, car au lieu d'être un médicament hypertenseur comme l'antipyrine, [et la migraine est le plus fréquemment liée à l'hypertension générale se répercutant du côté des vaisseaux du crâne et du cerveau], c'est un médicament hypotenseur favorisant la diurèse au même degré que les alcalins anodins, comme le bicarbonate de soude.

L'aspirine aurait sur l'antipyrine l'avantage d'être un calmant remplissant l'indication causale de l'arthritisme et activant tout au moins les éliminations, tandis que l'antipyrine ne remplit pas, bien au contraire, cette dernière condition, essentielle à notre point de vue.

L'aspirine sera donc un des médicaments de choix dans le rhumatisme et notamment dans la goutte oculaire avec phénomènes douloureux en particulier.

Dans le rhumatisme, on pourra avantageusement alterner son emploi avec l'usage du salicylate de soude, dans la goutte, avec l'usage du colchique ou des préparations à base de lithine.

L'iodure de potassium et les iodures de sodium, d'ammonium ou de strontium étaient, avant l'introduction du salicylate de soude dans la thérapeutique, considérés comme les meilleurs agents de désarthritisation, et il faut encore y recourir, mais leur action est lente et s'adresse particulièrement aux vasculaires, en combattant l'effet sclérosant du sang hypoalcalinisé sur les tuniques des vaisseaux. On peut les considérer comme des médicaments de régime, pour ainsi dire, plutôt que comme des médicaments de traitement au début d'affections aiguës ou douloureuses. On peut et on doit quelquefois les associer aux sels de soude ou de lithine et à l'aspirine, en alternant avec leur emploi l'usage intermittent des préparations iodurées, qui favorisent aussi, comme hypotenseurs, la circulation générale de certains arthritiques hypertendus de tout l'organisme ou simplement de l'œil, comme dans le glaucome, notamment dans ses formes chroniques à variétés sclérosantes.

Les iodures, pour manifester leur action bienfaisante, demandent à être administrés d'une façon prolongée et presque continue, mais il faut se rappeler leur réaction propre sur la glande lacrymale et sur les glandes sous-muqueuses de la conjonctive, débuter alors prudemment et sans risquer de poussées fluxionnaires du côté de ces organes. D'autres fois les iodures ne donneront aucun souci au début de la médication, mais devront être suspendus après un usage prolongé, entraînant les inconvénients ci-dessus énoncés, et qu'il faut enrayer par la suppression au moins momentanée du médicament.

Certaines rétinites et chorio-rétinites, bien que n'étant pas de nature spécifique avérée, reconnue ou démontrée, réagissent très favorablement à la médication par les mercuriaux, mais, dans ces cas-là, il faut employer la voie hypodermique.

Elle présente une foule d'avantages : elle permet l'administration de doses faibles totalement utilisées et sans déchet aucun, ce qui constitue un avantage sur la voie intestinale ou épidermique. En outre, il est aujourd'hui reconnu par nombre d'oculistes que certains cas de rétinites ou choroïdites nullement spécifiques, qui avaient résisté au mercure employé autrement, ont été améliorées par les injections hydrargyriques à doses même minimes.

Nous employons depuis 1882 ou 1883, c'est-à-dire depuis que Martineau a préconisé cette précieuse préparation hydrargyrique, le peptonate d'hydrargyre en solution ammonique à 1 centigramme par gramme de sel mercurique, ainsi parfaitement solubilisé et assimilable, que nous injectons alors, tous les jours ou tous les deux jours, dans les masses musculaires de la fesse à la région rétro-trochantérienne.

Cette méthode, infaillible dans les cas de syphilis générale ou oculaire vraie, nous a donné aussi d'excellents résultats dans les affections arthritiques de la rétine et de la choroïde.

C'est surtout dans ces cas d'arthritisme oculaire que nous croyons très avantageux de remplacer par les sels solubles et les injections répétées, les sels insolubles ou les préparations huileuses et notamment l'huile grise et le calomel, en injections intermittentes, dont l'action massive donne dans l'organisme des décharges hydrargyriques qui ne sont pas toujours sans inconvénients, même dans les cas de syphilis aiguës récentes et avérées.

Nous comparons volontiers les injections massives d'huile grise ou de calomel au repas du serpent boa du Jardin des Plantes. Suralimenté, repu, somnolent, en état d'indigestion pendant quelques jours, le pauvre reptile est affamé et en état de dénutrition ou d'autophagie, à la fin de la période qu'on lui a fixée pour l'absorption du nouveau lapin, qui constitue, chaque mois, son repas trop plantureux d'une part, et trop différé d'autre part.

Comme les iodures dans l'arthritisme oculaire et même dans la syphilis oculaire, le mercure agit mieux à petites doses (1 centigramme de sel) quotidiennes, longtemps continuées qu'en doses massives. Ainsi administré, il ne fatigue ni le rein, ni l'intestin, ni les gencives ou les glandes, et ne donne jamais de réaction cutanée ni d'eczéma mercuriel, comme cela se voit assez souvent avec l'huile grise et les préparations de calomel qui agissent d'une façon trop inconstante et trop variable suivant l'état humoral des individus, notamment chez les vieillards préscléreux ou scléreux, ceux, justement, qui présentent des accidents rétino-choroïdiens dus au rhumatisme ou à la goutte.

En ce qui concerne la médication arsénicale, qui était jadis considérée comme la médication quasi spécifique de l'arthritisme, nous estimons qu'elle a fait pour ainsi dire faillite contre les affections oculaires liées à l'arthritisme ; aussi nous semble-t-elle tombée avec raison un peu en désuétude.

Ces temps derniers, l'invention des cacodylates a donné lieu à un renouveau d'administration de l'arsenic sous la forme cacodylique à l'intérieur et en injections hypodermiques, mais nous ne sachons pas qu'on en ait obtenu dans la thérapeutique oculaire des résultats meilleurs que par le passé et de nature à primer l'emploi des alcalins, de l'iode, des iodures, du colchique et du mercure qui, jusqu'à nouvel ordre, sont encore ce qu'il y a de mieux à opposer aux différentes manifestations rhumatismales et goutteuses de l'arthritisme en voie d'évolution ophtalmique ou périoculaire.

II. Agents physiques. — Les agents physiques, dans l'arthritisme localisé au globe oculaire, jouent un rôle important, toujours parce que s'adresser à la cause générale d'une maladie locale constitue la meilleure manœuvre thérapeutique à diriger contre cette affection locale. Modifier le terrain arthritique général par les agents physiques représente donc une des meilleures conditions de la cure de l'arthritis locale. Aussi doit-on les recommander dans les affections arthritiques de l'œil.

Dans certains cas, ce sera pour les prévenir, si on en prévoit la possibilité ou l'imminence et pour parfaire la guérison, lorsqu'ils s'amendent déjà, grâce à tout autre traitement, sans pour cela négliger de les appliquer en pleine acuité des accidents, si la crise ne risque pas d'être accrue par leur application intempestive et prématurée.

Quels sont donc les agents physiques qui s'accordent avec la thérapeutique de l'arthritis oculaire ?

Nous avons déjà parlé au chapitre du traitement local des conjonctivites, des kératites et des iritis de l'eau, sous forme de lotions chaudes, fomentations chaudes, fumigations chaudes, de l'air sous forme de bains d'air chaud, de l'électricité dans les paralysies musculaires ou sensitives, et dans l'atrophie des nerfs optiques. Mais leur rôle est bien plus étendu dans le traitement général et tous les agents physiques qui favorisent la circulation générale, ralentie la plupart du temps chez l'arthritique, doivent être préconisés.

Nous sommes donc partisans dans ces cas-là de l'hydrothérapie, mais de l'hydrothérapie chaude, suivant la méthode de Guimbail, car l'hydrothérapie froide ne convient pas à l'arthritique, plante de serre chaude, et cela tout au moins pendant les poussées de la diathèse du côté de l'organe de la vision.

Les bains d'air chaud ou de vapeur et de fumigation sèche et non humide amènent une sudation et par suite l'excrétion supplémentaire par la peau des produits de combustion incomplète, qui autrement engorgent ou surchargent le rein surmené ou paresseux de l'arthritique, et ils constituent un excellent adjuvant de la médication interne en favorisant ainsi l'élimination et le passage rapide des médicaments ou de leurs déchets dans l'organisme en rétablissant à son étiage normal le tonus vasculaire souvent exagéré, notamment chez l'arthritique préscléreux ou scléreux déjà avancé.

Le séjour au grand air, l'exercice modéré à la campagne, les occupations actives d'un sport peu fatigant, la chasse, l'escrime par petites séances, la marche, le jardinage constituent une excellente méthode de traitement et un dérivatif moral, en tant que distraction utile, dans certaines affections arthritiques oculaires autrefois chroniques et qui s'atténuent ou guérissent actuellement bien mieux au grand air qu'à l'air confiné et au repos absolu, aussi mauvais en pareil cas pour le physique que pour le moral des malades parfois neurasthéniques.

Le massage n'est réellement utile chez nos malades que lorsque leur affection les condamne au repos absolu et à l'inaction prolongée. Il faut alors imprimer aux muscles par la pratique du massage général le mouvement auquel on ne peut les astreindre et favoriser ainsi la circulation générale, victime de la torpeur involontaire du sujet inactif ou infirme.

Mais il ne faut pas oublier que le massage ne remplace jamais avantageusement l'exercice et on doit lutter, surtout chez le sexe faible, contre l'inactivité de certains sujets, qui préfèrent faire prendre à leurs masseurs, mais pour leur propre compte « *la bienfaisante suée* » qu'ils auraient tout avantage, sinon tout agrément à s'imposer personnellement et chaque jour.

III. RÉGIME DIÉTÉTIQUE. — Les Extrême-Orientaux, et notamment les Chinois et les Japonais, honorent, paraît-il, leurs médecins à l'année, mais défalquent dans le règlement de leurs honoraires les journées de maladie. En cela ils agissent d'une façon absolument différente des peuples de l'Occident.

Cet usage tend à indiquer de la part de la race jaune une conception du rôle du médecin bien différente de la nôtre. Ils estiment sans doute que le médecin réellement digne d'être honoré est celui qui met en pratique notre adage bien connu : « *Mieux vaut prévenir que guérir.* ».

En thérapeutique antiarthritique, il est relativement plus facile de prévenir que de guérir, mais pour cela il faut observer les prescriptions diététiques à opposer à l'arthritisme latent ou sur le point de se confirmer sous forme de manifestations variées.

La médication antiarthritique elle-même n'est utile que pour obvier aux écarts de régime et il faut entendre par là le régime alimentaire ou d'exercice, sinon les deux, souvent associés dans un même oubli volontaire ou inconscient des règles qui leur sont propres.

L'arthritisme, tout le monde commence à le savoir, reconnaît deux origines principales : l'hérédité, c'est-à-dire, la prédisposition arthritique qui nous vient de parents, quelquefois déjà arthritiques eux-mêmes, depuis plusieurs générations. Il est bien rare, en effet, qu'un arthritique, s'il est le premier ralenti de sa race, soit en butte à des manifestations de la diathèse, qui chez lui s'installe sournoisement ou s'annonce à l'état latent et ne deviendra réellement active que chez ses descendants plus ou moins rapprochés ou suivant qu'ils auront eux-mêmes plus ou moins cultivé le germe diathésique, triste héritage du père ou de la mère, sinon des deux réunis.

Au facteur hérédité arthritique s'ajoute dans la

grande majorité des cas le facteur arthritisme personnel et, alors, suivant trois variétés connues et parfaitement décrites par Pascault dans la *Revue des Maladies de la Nutrition* (1904-1905) : 1º Arthritisme par suralimentation ; 2º Arthritisme par défaut d'exercice ; 3º Arthritisme et par suralimentation et par défaut d'exercice qui souvent est aux deux premiers dans la proportion du cube au carré d'un même nombre.

Si donc il est impossible d'éviter l'arthritisme héréditaire, il est plus facile de remédier à cette tare conceptionnelle, en la développant le moins possible tout d'abord et, en second lieu, en évitant d'y ajouter l'arthritisme personnel qui dépend du régime alimentaire et d'exercice.

La devise à imposer alors à l'arthritique serait la suivante : « *Etre sobre et actif et gagner sa vie ou s'amuser à la sueur de son front* », devise applicable au pauvre, qui doit travailler pour vivre, aussi bien qu'au plus fortuné, qui devra s'adonner aux exercices physiques de sport ou autres, pour bien vivre et éviter la traditionnelle goutte.

Ainsi donc le régime prophylactique de l'arthritisme à manifestations oculaires sera le même que celui de l'arthritisme général et basé sur les règles de l'hygiène alimentaire et d'exercice, régime actuellement si connu, qu'il s'étale dans tous les périodiques politiques et fait le sujet de feuilletons scientifiques aussi intéressants qu'utiles.

Le public les lit avec avidité et, s'il ne les applique pas souvent, il en parle plus fréquemment à son médecin et s'offre quelquefois le malin plaisir d'essayer de lui en remontrer sur ce sujet, comme gros Jean à son curé.

Et cependant, il est permis de se demander si, au moins jusqu'à ces temps derniers, les ophtalmologistes ont accordé à ce précieux moyen de prophylaxie ou de traitement qu'est le régime, l'importance et l'attention qu'il mérite et s'ils ne se sont pas ainsi privés du meilleur élément de succès dans certaines affections diathésiques jadis chroniques, curables actuellement, qui n'étaient pas du ressort de la médication seule et non plus justiciables d'une intervention chirurgicale.

Essayer du régime, dans l'arthritisme oculaire notamment, c'est y revenir, car il est bien rare qu'on ne retire pas de cette méthode des avantages, inconnus avant la notion de cette importante partie de l'hygiène personnelle.

Il ne devrait pas suffire en ophtalmothérapie d'interdire au malade le tabac et l'alcool dans certaines lésions manifestes des nerfs optiques ou dans les amblyopies toxiques, il faut encore entrer dans le détail du régime chez le rhumatisant en passe d'iritis, chez l'artério-scléreux en butte aux *hémorrhagies* rétiniennes et même chez le glaucomateux à sclérose cardiaque ou rénale.

Nous n'entrerons pas dans les détails du régime de l'arthritique, cela nous entraînerait trop loin et nous ne pourrions faire bénéficier ainsi le lecteur que d'un travail de plagiat, facile à remplacer pour lui par la lecture des périodiques médicaux qui tous regorgent actuellement de travaux plus ou moins originaux, mais intéressants et qui ont l'immense mérite de vulgariser dans le monde médical des notions qui envahissent, comme nous le voyons, la presse politique elle-même.

Les meilleurs s'inspirent actuellement du livre d'Armand Gautier. «Le Régime Alimentaire des Arthritiques à l'état de santé et de maladie » déjà cité.

Cet ouvrage devrait constituer le bréviaire du ralenti de la nutrition, au moins jusqu'à ce que les notions biologiques, qui s'étendent de plus en plus en mettant au point l'étude des variétés d'arthritiques, aient permis d'établir pour chacune de ces variétés le régime absolument spécial et approprié à chacun.

Car la même diététique ne convient pas à tous les arthritiques, aussi faut-il tâtonner un peu et intéresser le sujet à l'étude de son propre régime. Au bout de quelque temps, il saura mieux que personne ce qui lui convient parfaitement dans l'ensemble du régime indiqué et il le modifiera avantageusement par éclectisme, en y ajoutant ou en en retranchant certains éléments incompatibles avec son individualité morbide.

Armand Gautier notamment permet les tomates et certains autres auteurs ont recommandé les fraises et le citron aux arthritiques. Or, nous connaissons des arthritiques qui ne peuvent manger une fraise ou une framboise sans avoir, dans les cinq à six heures qui suivent l'absorption de ces fruits acides, de l'urticaire qui semble bien être due à leur acidité.

D'autres au contraire les tolèrent, en effet, parfaitement et n'en sont point incommodés.

Cela ne tiendrait-il pas à la variété de la cause des manifestations arthritiques chez ces différents sujets qui réagissent chacun à leur façon à l'acidité du fruit.

Nous croirions volontiers que l'arthritique uro-urique se trouvera bien ou supportera tout au moins les fruits à acide salicylique ou oxalique, tandis que l'arthritique oxalurique, dont l'organisme est déjà imprégné d'acide oxalique, produit chez lui par les oxydations incomplètes, souffre de l'encombrement oxalique qui suit l'ingestion de fruits d'acidité oxalique.

Quelle que soit du reste la variété uro-excrétoire de l'arthritique et, si on lui recommande les fruits, il faut avoir soin de les choisir bien mûrs, car entre l'acidité du fruit naturellement acide et l'acidité en acide oxalique du fruit avant maturité et avant la transformation de cet acide oxalique en sucre, il y a une différence capitale et qui explique encore pourquoi tels arthritiques se trouvent bien de certains fruits mûrs, alors qu'ils éliminent par les urines des oxalates après consommation de fruits verts ou insuffisamment mûrs.

La cure de raisins notamment, qui est une des plus bienfaisantes par ses tartrates, devient inutile ou nuisible en ville, où le raisin, pour voyager sans trop de dommage ou pour éviter le déchet chez le fruitier en attendant le client, est expédié à l'état de quasi verjus, surtout au commencement de la saison, alors qu'il est offert à la consommation comme primeur.

Dans le régime de l'arthritique et de tous les arthritiques le lait et les laitages doivent tenir une place importante. On pourrait à la rigueur définir le lait, le *quinquina de l'arthritique*. C'est l'aliment de choix dans la période aiguë de certaines iritis et irido-choroïdite arthritiques et dans les attaques de glaucome en particulier, car c'est un aliment alcalin et alcalinisant diurétique, par conséquent favorisant l'élimination des toxines et en introduisant dans l'organisme le moins possible.

Depuis les travaux d'Achard, Widal et Javal sur le rôle du sel dans l'organisme en général et sur le rein des arthritiques, rein qui est rarement absolument sain, on connaît l'action de ce condiment sur les échanges en liquide de l'économie.

Il faudra donc avoir l'attention éveillée de ce côté et prescrire aux malades des yeux le régime hypochloruré ou même quelquefois déchloruré intégral, dans certains cas de glaucome en particulier, d'iritis rhumatismale ou goutteuse et de cataracte commençantes d'origine arthritique.

Le régime déchloruré s'impose aussi impérieusement dans les rétinites néphrétiques avérées et même dans les rétinites hémorrhagiques dont la cause circulatoire n'est pas franchement établie et ne peut être exactement diagnostiquée.

De récentes expériences semblent établir que le régime végétarien pur est aussi efficace que le régime lacté et amènerait une déchloruration plus prompte que le régime lacté. Il aurait en outre l'avantage d'être moins fastidieux, plus facilement accepté et mieux toléré par certains malades. Il sera bon de s'en souvenir et d'essayer ce régime végétarien pur ou le régime lacto-végétarien déjà préconisé par Huchard dans certaines affections du cœur.

Le régime, en un mot, est le meilleur moyen thérapeutique à opposer aux manifestations oculaires, avant la crise pour l'éviter, la retarder ou l'atténuer, pendant la crise pour les symptômes en pallier et les guérir, après la crise pour en éviter le retour et parer aux récidives toujours possibles, quand on oublie trop longtemps les prescriptions diététiques, base de l'hygiène et de la thérapeutique de l'arthritique en général, de l'œil arthritique en particulier.

Pour les détails et les finesses du régime diététique et d'exercice, nous ne saurions mieux faire que de renvoyer le lecteur aux idées et théories de Lagrange [1], Pascault [2], de Grandmaison [3], de Lalaubie [4] et Desmoulières [5]. Au cours d'intéressants articles publiés dans la *Revue de la Nutrition* (1904-1905-1906) et dans de plus amples et très documentées monographies ils en ont à qui mieux mieux tracé les règles et indiqué les variantes admises antérieurement ou introduites par eux-mêmes à la suite d'une expérience vécue dans leur pratique sagace, éclairée et affranchie de toute routine médicale.

[1] Fernand Lagrange, *Revue de la Nutrition*, 1904-1905-1906.

[2] Pascault, *Alimentation et Hygiène de l'Arthritique*, 1905 (Maloine, édit.)

[3] De Grandmaison. *L'albuminurie goutteuse*. 1906 (Maloine. édit.)

[4] De Lalaubie. *Revue de la Nutrition* (1904-1905-1906).

[5] Desmoulières. *De la présence normale d'acide salicylique dans diverses substances d'origine végétale* (1902). Société française d'Imprimerie et de Librairie, 15, rue de Cluny.

TABLE DES MATIÈRES

CHAPITRE II. — **Séméiologie générale.**

Les diathèses en général.

Chapitre III. — **Diathèse par hyperacidité organique ou Arthritisme.**

Chapitre IV. — **Diathèse par hypoacidité organique.**

Chapitre V. — **Diathèse et infection spécifique.**

Chapitre VI. — **L'œil arthritique.**
*Relation de la diathèse par hyperacidité avec les affections
du globe oculaire et de ses annexes.*

Chapitre VII. — **Maladies des paupières.**

Chapitre VIII. — **Maladies de l'appareil lacrymal.**

Chapitre IX. — Sécrétion lacrymale et arthritisme.

Chapitre X. — Maladies des annexes intra-orbitaires de l'appareil de la vision.

Ténonite ou capsulite.

Chapitre XI. — Maladies des annexes intraorbitaires de l'appareil de la vision (*suite*).

Paralysie des muscles oculo-moteurs.

Chapitre XII. — **Maladies de la conjonctive.**

Conjonctivite arthritique rhumatismale ou goutteuse.

Chapitre XIII. — **Maladies de la conjonctive** (suite).

II. *Conjonctivite phlycténulaire (herpétique ou eczémateuse).*

CHAPITRE XVI. — **Maladies de l'iris** (*suite*).

Iritis blennorrhagique.

CHAPITRE XVII. — **Maladies de l'iris.**

Irido-choroïdite.

CHAPITRE XVIII. — **Maladies de la choroïde.**

Choroïdites.

Sommaire. — Choroïdites à manifestations extérieures ou
séreuses exsudatives et purulentes : choroïdites à manifestations purement internes ou disséminées, atrophiques et
aréolaires. — Classification basée sur la notion de la diathèse ou infection originelles. — Choroïdites arthritico-diathésiques, rhumatismale ou goutteuse. — Choroïdites infectieuses spécifiques, syphilitique ou tuberculeuse. — La choroïdite suppurative est d'origine microbienne exogène. —
Choroïdite arthritique. — Les iritis et choroïdites arthritiques sont unies par des liens de parenté diathésique. —
Leurs symptômes et modes d'institution le prouvent dans
certains cas : puberté, menstruation, ménopause, âge critique, vie sédentaire, complexion névropathique. — La
choroïdite est plus fréquente chez la femme que chez
l'homme, après la ménopause, quand le déversoir menstruel
ne pare plus chez elle au trop plein de l'arthritisme. —
de Wecker et Masselon sont d'avis que la scléro-choroïdite

CHAPITRE XIX. — **Maladies du corps vitré**.

[*Hyaloïdite ou hyalitis.*

CHAPITRE XX. — **Maladies de la sclérotique**,

Sclérite. — Sclérotite ou Episcléritis.

CHAPITRE XXI. — **Maladies de la sclérotique** *(suite.)*

Glaucome.

Sommaire — *« Le glaucome n'est pas une entité morbide, c'est un symptôme qui peut compliquer toute affection oculaire, en particulier aussi les choroïdites »* (de Wecker). — Le glaucome est l'expression morbide de la rupture de l'équilibre physiologique entre la sécrétion et l'excrétion oculaires. C'est une perversion de l'endo-exosmose des liquides intraoculaires. — Le glaucome n'est pas à proprement parler une inflammation. — Il y a quatre variétés de glaucomes : 1° glaucome prodromique ; 2° glaucome chronique simple ; 3° glaucome chronique irritatif ; 4° glaucome irritatif, aigu fulminant. — La dominante dans le glaucome est l'hypertonie oculaire. — Influence de l'arthritisme sur le mécanisme de l'hypertonie oculaire. — Arthritisme et artériosclérose : artériosclérose et glaucome. — La sclérose de la sclérotique est le premier facteur, le facteur local du glaucome. — Les lésions, cardiaques, hépatiques ou rénales en sont le deuxième facteur, le facteur à distance. — L'arthritisme engendre la sclérose et les troubles des organes splanchniques en question. — Donc l'arthritisme peut engendrer le glaucome. — Le glaucome existe dans 20 p. 100 des cas chez les Israélites, la race arthritique par excellence. — Depuis longtemps on admet l'influence des affections cardiaques sur la genèse du glaucome. — Mais le cœur et le rein ne sont eux-mêmes malades qu'après le foie et par suite de la faillite physiologique du foie surmené dans les cas d'arthritisme par suralimentation notamment, d'où autointoxication suivie de néphrite, suivie elle-même d'affection cardiaque entraînant à sa suite le glaucome. — L'hyperacidité organique consécutive à l'autointoxication est aussi à l'origine de la sclérose, mère de l'hypertonie. — Il faut interroger le rein chez les glaucomateux. — Expériences de Cantonnet sur l'action de la chlorurie et le régime déchloruré dans le glaucome. — Dans le traitement du glaucome il faut, par le traitement hypotenseur et la diététique, préparer les voies à l'iridectomie qui ne constitue pas le seul mode de traitement du glaucome. — Histoire d'une glaucomateuse âgée de 30 ans, traitée en 1886 par l'iridectomie et par notre maître Gillet de Grandmont, conformément aux notions de l'époque. — Insuccès attribuable aux écarts de régime. — En résumé, déceler l'origine splanchnique de l'hypertension générale, cause elle-même de

CHAPITRE XXIV. — **Maladies de la rétine** (*suite*).

Rétinite albuminurique ou néphrétique.

CHAPITRE XXV. — **Maladies de la rétine** (*suite*).

Rétinite diabétique.

Chapitre XXX. — Traitement général.

ÉVREUX, IMPRIMERIE DE CHARLES HÉRISSEY